いつでも、どこでも、一人でできる！

ソロヨガで生命エネルギーを高める

ヨギー・タカ

文芸社

はじめに

人間は何のために生きているのでしょうか？

人間にとって本当の幸福とは何でしょうか？

これはどんな時代においても、どんな国のどんな人にとっても、私たち人類の共通のテーマであると思います。とりわけ、超高齢化社会となり、〝人生１００年時代〟になったと言われているこの日本においては、長いスパンにおける人生の目的や、幸福といったものが、今、私たちの大きなテーマになってきているのです。

一生懸命勉強してよい学校に入り、よい会社に入って、定年退職したら年金をもらいながら、家族や孫たちと一緒に穏やかに過ごす――日本の社会にはかつて、そんな定型の人生観や幸福観のイメージがありました。けれども、現代の不安定な社会では、そのようなイメージは通用しません。

今、それぞれが自分自身の人生においての生きがいやそれぞれの幸福感を見出す**「個」の時代**がやって来ているのです。

「個」の時代といきなり言われても、何をしていいのかわからない、と不安に思う方も多いと思います。

仕事や家庭以外の生きがいや趣味を見つけ、自分の人生をできるだけ楽しく、最後まで成長しながら健康に生きる――とは言っても、今まで仕事ばかりしてきたし、家庭のことばかりやってきたので、いったい一人で何をすればいいのか？

そんなふうに生き方に迷われている方にこそ、私はぜひ**「ソロヨガ」**をお勧めしたいのです。

私が提唱し、自ら実践している「ソロヨガ」とは、文字どおり一人でやるヨガのことです。

ヨガは難しいポーズをしなくてはならなさそうだし、自分は体が硬いし、とても無理そうだ、と思う方もいるかもしれませんが、臆する必要はまったくありません。

ソロヨガの極意はあくまで「自分が気持ちいい」と感じる範囲で、毎日、少しずつ続けることです。すると無理なく、ゆっくり、自然と成長できるのです。

世界の価値観の中心は、今、「スピード優先」です。

「競争」「スピード」「効率化」を求め、皆、あくせく頑張ってきました。でも、そろそろ皆さん、疲れてきているのではないでしょうか?

「競争のない社会」「じっくり取り組む社会」に価値はないのでしょうか?

私はむしろ「ゆっくり、ゆとりある社会」こそ人類共通の究極目標「健康と平和」を実現できると考えています。

「無理せず、競争せず、ゆっくり行う運動」ソロヨガは、このせわしない時代において、マイペースで楽しみながら成長できる最適な運動です。

ソロヨガは能力、年齢に関係なく高齢者でも始めたその日から上達し、生命エネルギーを蓄えることができます。

毎朝10分、ヨガをするのは、畳の上でも、ベッドの上でもいいのです。

巻末には、皆が取り組みやすい簡単なヨガのポーズを掲載しています。はじめての方は10級から、もっとやれると思うようになったら、9級、8級と進めていくのもよいでしょう。と言うより、続けていると自然に上達すると言ったほうがよいでしょう。

ソロヨガを始めた瞬間から、あなたの人生に一つの目的が生まれます。人生の流れがよ

い方向に大きく変わっていくことを心身で実感できるはずです。

ソロヨガをやるのに条件はありません。

だれでも、いつでも、どこでも、一人で、お金をかけずにできる、世界唯一の「完全無条件運動」——それがソロヨガなのです。

もくじ

第2章　ソロヨガ生活習慣

第3章　ソロヨガ思考

第４章　ソロヨガ運動の方法と効果

第1章　ソロヨガのすすめ

夢のような「完全無条件運動」

ソロヨガは、どなたでも今すぐに始められます。

自分に合った方法で気持ちよく続けるだけで、能力・年齢に関係なく、高齢者でも上達できます。

またソロヨガをしていくことで、自分の中から不思議な生命エネルギーが湧いてくるのを実感できるでしょう。

ソロヨガのテーマは**「気持ちよく」**です。

気持ちよくなければ何事も続きません。自分に合った級から無理なく始めることで、気持ちよくヨガを続けていくことができます。

なぜソロヨガが気持ちいいのかと言えば、他人と比較しなくていいからです。

たとえばヨガの講座やレッスンに参加すると、様々なレベルの方がいます。経験者もいれば、体が元々柔らかい方もいるでしょう。そんな中で、他者と比較して自分も一生懸命に体を伸ばしたり、反らしたりして、頑張ってしまう……これが気持ちいいはずがありません。結局、ヨガの講座に通うことがストレスになって、やめてしまうことになるのです。するとお金だけがかかり、自分の中には何も残りません。

その点、ソロヨガは一人でやるので、他人の目を気にする必要がありません。自分の無理のない、心地よいと思える範囲で、体（細胞）が喜ぶ運動を体と話し合いながらできるのです。

もちろん、始めるのに何の条件もいりません。

お金もいらなければ道具も必要ない。時間もたいしていりません。好きなときにやればいいし、やりたくないときはやらなくてもいい。すべてはあなたの自由なのです。私の知る限り、こんな完全無条件運動ができるのはソロヨガだけです。

しかも、気持ちよく続けていけば少しずつ進化し、健康になり、やればやるほど生命エネルギーが湧いてくる。

まさに夢のような運動――それがソロヨガなのです。

体からスタートして、心の悩みや不安も打ち消してしまうソロヨガ

ソロヨガは単に運動、スポーツというだけではありません。むしろソロヨガを続けていくことで、身体を養うだけではなく、心が養われていくのを実感できます。

心が養われるというのは、「個」としての存在を確立できるということです。「個」の時代に移行しつつある今、「個」という土台がしっかりしていなければ、社会と関わることはできませんし、何をやっても上手くいかないことでしょう。出発地点はあくまでも自分の「個」なのです。

「個」が確立することで、他者や自然との共感、共有、共鳴をすることができ、皆と共存して生活していくことができます。

ソロヨガは一人でやる運動であると同時に、自分の体と向き合うことで自ずと心と向き合い、自分自身の心身を養って向上させてくれるものです。

つまり、ソロヨガを続けていけば、様々な人間関係の悩みや、個人的な悩みや苦しみを打ち消し、乗り越える強い心を手にすることもできるのです。

ソロヨガは一人ひとりの夢を実現させる「生き方・考え方」を学ぶヒントを与えてもく

れます。まさに「体からスタートする教育」であり、「運動する宗教」でもあります。

さぁ、頭（知識）からではなく、体からスタートしましょう！

体は嘘《うそ》をつきません。

体からスタートしたほうが、わかりやすく効果的です。

常識の真逆を行くソロヨガという奇跡の運動

ソロヨガには４つのオンリーワンがあります。オンリーワンというのはほかの運動にはないもので、それどころか現実や常識の真逆をいく素晴らしい効果です。

①能力、年齢に関係なくだれでも上達できる
②やればやるほど生命エネルギーが湧いてくる
③１００％無条件の完全無条件運動なので、だれでも今すぐ始められる
④頭でなく体からスタートする教育であり、個人的な宗教にもなる

では、①〜④が可能な理由を説明しましょう。

■①の理由　なぜだれでも（高齢者でも）上達できるのか？

筋肉の衰えと共にスピード、瞬発力等が衰えたとしても、柔軟性、呼吸力、意識力等を高め、進歩、向上させることは高齢者でも方法さえ間違えなければ可能です。

私自身は元々バドミントンの選手で、国体に何度も出場したり、シングルスの年齢別大会で全国優勝するなど、このスポーツに全力で打ち込んできましたが、当然、加齢と共に若い頃のようには動けなくなっていきました。20代、30代の私と今の私がバドミントンをしたら、手も足も出ないでしょう。それがスポーツ競技というものです。

スポーツはスピード・瞬発力でほとんど競争（勝負）していますが、ソロヨガでは勝負する場所がそもそも違います。さらに、目的・目標も違います。ソロヨガは他人との競争や比較とは無縁なのです。

ソロヨガの目的は「健康と心の平和」です。続けていくことによって、だれでも、確実にこの二つを手に入れることができるのがこの運動の魅力です。

スポーツの世界では「健康」に反する場面を多く見かけます。勝つために無理をして負荷のかかるトレーニングをし、結果的に怪我をしてしまうことも珍しくありません。また、瞬発系の筋肉は、どうしても年齢と共に衰えていくので、上達には限界があります。

ソロヨガの目的は長期的な視野に立って、自分自身を成長させていくことにあるのです。

また、ソロヨガでは年を取っても進歩可能な体力要素を伸ばしていきます。

柔軟性や呼吸調整力、意識力、統一力などです。

インドが発祥であるヨガの本来の意味は、調和と統一ですが、これらを進歩させるためには、年齢は関係がないのです。

さらに自分の体と向き合い、感じることで「生き方・考え方」といった精神要素を伸ばしていくことができます。目的、目標の設定力や経験力などです。

もう一つは、呼吸や意識を深めていくことで、自然や神などの絶対的存在に対する感受性が豊かになります。

つまり、体、心、神を調和的に統一させていく無限の可能性のある運動がヨガであり、一人で心地よく続けていくことでだれにでも進化が可能になったのがソロヨガなのです。

■②の理由　なぜやればやるほどエネルギーが湧いてくるのか？

この説明には、「スポーツとソロヨガの違い」を様々な観点から比較すればわかりやすいでしょう。

1　リスク

・スポーツ――瞬間的な激しい動きをすると自分の限界を感じる余裕がなくて、危険ラインを超えてしまい、筋肉痛を起こしたり、腱や靱帯を痛めることもあります。

・ソロヨガ――ヨガは自分の中に尺度をおき、自分の体の声にしたがうことを旨とします。できる限りなめらかに動いて自分の体の限界をさぐりながら、徐々に領域を拡げていきます。

2　目的

・スポーツ――「鍛える」ことが目的

・ソロヨガ――「整える」ことが目的

3　鍛練方法

・スポーツ――筋肉を「緊張」させて鍛える

・ソロヨガ――筋肉を「弛緩」させてリラックスする

4　方向性

・スポーツ――相手と競い合う運動（心は外へ）。外的&動的（活動的）
・ソロヨガ――自分と語り合う運動（心は内へ）。内的&静的（受動的）

5　心と体への影響

・スポーツ――肉体的
・ソロヨガ――肉体的&精神的

6　エネルギー

・スポーツ――やればやるほどエネルギーを消耗し、疲労する（生命力低下）
・ソロヨガ――やればやるほどエネルギーが湧いてくる（生命力旺盛）

7　筋肉の使い方

・スポーツ――筋肉を収縮させて力を出す
・ソロヨガ――縮んだ筋肉を伸ばし、歪んだ体形を矯正する

8　競争

・スポーツ――競争し、無理をすることで怪我や故障のリスクが増える

・ソロヨガ――競争がないので個性・能力に合わせて行える。故障の予防にもなる。

9　呼吸・意識・精神

・スポーツ――あまり重要視しない

・ソロヨガ――重要視する

10　長所

・スポーツ――汗を流し、相手と競い合うことによる躍動感・高揚感

・ソロヨガ――自分の中にエネルギーを蓄え、やる気が出てくる

スポーツには疲労や怪我などのリスクはありますが、プロでもない限り、自分の能力に合った範囲で楽しめば心身を快活にし、よい影響をもたらします。

一方、ソロヨガはマイペースで自分の心身と向き合い、気持ちよく継続することで生命エネルギーを養い、肉体的にも健康になり、心も安心立命の境地へと導いてくれます。

両方のいいとこ取りで、調和と統一を目指すのがベストでしょう。

■③の理由　なぜ「完全無条件運動」なのか？

ソロヨガはだれでも、いつでも、どこでも、一人で、タダでできる運動です。

どなたでも自分に合った方法でヨガを生活に取り入れることができます。

立てない人は座った姿勢でできますし、寝たきりになった人でも寝た姿勢でやることができます。動けない人は、呼吸法やヨガ的人生観だって学べます。

どんな状況に置かれている人も、「自分にできることからスタート」すればよいのです。

ごく基本的な技術や知識さえマスターしていただければ、あとは一人でマイペースに自分の体と話し合いながら取り組むのが本来のヨガの姿なのです。

型にとらわれず、資格にとらわれず、自分に合った方法で自己管理能力の向上を図り、自立した人生を楽しむことできるようになります。

- 能力——関係ない
- 年齢——関係ない
- 勝敗——関係ない
- 道具——いらない
- 相手——いらない

・資格――いらない
・費用――いらない
・施設――どこでも

まったくの無条件で、どんな環境、状態にある人でも始めることができるのがソロヨガの大きな利点であり、魅力です。

ソロヨガにあえて必要なものは、継続する心でしょうか。けれども、「心地よい」がベースにあるので、だれでもマイペースに楽しみながら継続し、日々進歩を実感できる運動なのです。

■④の理由　なぜ「頭ではなく、体からスタートする教育であり、宗教である」のか？

ヨガは単なる「健康法」「美容法」ではありません。

本来、ヨガは「悟りを得るための準備運動」とでも言うべきものでした。ヨガの世界における悟りと言うのは、日常生活や俗世を超えてゆくものです。それは選ばれた人のための修行法として始まりました。

けれども、21世紀を生きる私たち現代人は、全人類で手を取り合って、この混迷の時代を乗り越えていかなくてはなりません。昔の聖者のように俗世から離れ、一人だけ神秘の境地に到達するのを目指すのではなく、周囲の人々や自然とかかわりながら生きる日常生活をこそ豊かに、意味があるものにしていく必要があると思います。そのためにこそ、ヨガを日常の中で生かしていく必要があるのです。

私はソロヨガを**「日常生活必須運動」**として捉え、人間生活の基盤としてすべての人の「健康と平和」を願う心に応える運動として提唱していきたいと思っています。

なぜなら、私自身が今、ソロヨガによって健康と心の平和を実現し、75歳となった今も日々進歩し続けることに喜びと手応えを感じているからです。

人間の進歩とは、科学など知性の領域だけではありません。

私自身が体育の教師だったこともありますが、現代の教育は「知育」に偏り過ぎているように思います。

「知育」「徳育」「体育」——この3つのバランスの取れた教育こそが人格を高めていくと共に「健康と平和」を実現する鍵になるのです。そしてこの3つをバランスよく育ててくれるのが、ソロヨガという運動です。

「知育」「徳育」「体育」のバランスの取れた人格と能力を高めるとともに「体の管理」を

「自己管理」の原点と捉えるのがソロヨガです。

自分を生かし、人の役に立つには「自己管理」が大切です。自己管理なくして人の役には立てません。その大切な「自己管理」の原点は「体の管理」にあるのです。

そこにヨガの大きな意義があります。

ソロヨガを始めるとどうなるか？

ソロヨガを始めるとどうなるか、私の体感から導き出された具体的な効果を挙げてみます。

1　スタートすると

始めたその日から（やろうと決めた日から）人生の流れが変わります。

2　毎日15分続けると

ソロヨガのよさがわかります。健康面での効果を感じるようになり、もっと取り組みたくなります。

3　毎日30分続けると

健康はもちろんのこと、自分に何かいいことが起こる気分になります。温和で強い性格の持主となります。

4　毎日１時間続けると

心身のみならず人生全般が充実し、自分を生かした社会貢献の心も生じます。明快な判断と鋭敏な直感に恵まれます。

5　毎日１時間以上続けると

これはもう神様？　の域に近づきます。自然と「気持ちのいい」人生が送れます。

４次元の世界を超えることができます。

まずは５分でも10分でも始めてみることです。焦らず、少しずつ自分が気持ちいいと思える範囲で続けてゆき、心身に向き合う時間を取ることができれば、あなたの人生は充実し、心は満たされ、豊かなものとなるでしょう。

ソロヨガをやる際の心構え

ソロヨガを始めるにあたっては、とにかく無理せずマイペースで続けることです。次の3つを心がけましょう。

1 コツコツと——継続は最大の力なり
2 マイペースで——自分にできることをやる
3 無理、競争をしない——自分自身のためにやる

最初は体が硬くても、気にすることはありません。そもそも一人でやるヨガですから、周囲の目を気にしたり、他人より硬いことを恥ずかしく思ったり、必要以上に頑張る必要がないのです。

ほかとの比較は優越感や劣等感を味わって一喜一憂している世界であり、エゴイズムによる競争社会そのものです。そのように心を外に向けているうちは、自分一人の体の感覚に向き合うことはできません。反対に、心を内に向けてみましょう。

自分の体と語り合いながら取り組めるのがソロヨガのよいところです。

たとえば足首を回しながら次のような調子で自分自身の体に語りかけてみるのもいいでしょう。

「今日はずいぶん歩いたけど大丈夫？　どこか痛んでいる箇所はない？　大事に使いますから、これからもしっかり私の体を支えてくださいね」

ソロヨガは毎日やると効果的ですが、トレーニングとは違います。体調が悪い日や、体の不調、違和感、痛みを感じたら無理をしないことです。

ポーズ中に「もうちょっとで手が届くのに……」と無理してしまうのが人間の心理です。でも、そんな無理をする必要はまったくありません。今の自分に気持ちよくできるところまでやればいいのです。

体は覚えていてくれます。それを繰り返しているうちに自然に届くようになります。

むしろ無理をしたそのときは届いても、体の内部は傷ついてかえって進歩が遅れます。

とにかく無理をしないで、気持ちいい範囲で続けること――この精神がソロヨガのコツとも言えます。

ときには休む勇気も大切。無理をして痛めてもだれも責任を取ってくれません。

ソロヨガ運動5原則

①ゆっくり動作する
②ゆっくりと伸ばす。そして体をゆるめる
③呼吸しながら行う
④使う部分を意識する
⑤自分に合った方法を発見していく（ポーズの形、呼吸方法、スピード等、「自分の型」を創造する

以上の5つが同時に行われる運動はソロヨガのほかにありません。とりわけ、⑤の創造性は、ソロヨガが個人のアートである所以《ゆえん》です。

スピード不要で柔軟性、呼吸力、意識力、独自性を伸ばしていく。これなら何歳になっても
やり方しだいで上達・進化していくことができます。
ソロヨガはまさに「動く坐禅」「動く冥想」「動く芸術作品」「動く宗教」なのです。

コラム　私とソロヨガ①　ヨガを取り入れ、バドミントンで県の学生チャンピオンに！

大学時代に21歳でヨガと出会うまで、私はバドミントン一筋でした。競技ですから、当然、「勝ち」を目指していました。より速く動き、より強く打つために、体の細かった私は筋力を鍛える必要性を感じていました。

当時は、筋力トレーニングといってもバーベルやダンベルを使った筋肉を収縮させるものしかありません。ところが、ウエートトレーニングばかりやっていると筋肉が硬くなって、逆に疲れやすいのです。そうなると持久力も必要なバドミントンという競技では逆効果になってしまいます。そこで筋肉を伸ばす運動は何かないか、と考えていたときにヨガと出会い、トレーニングの一環として取り入れることにしたのです。

ウエートとヨガと並行しながらやっていくことで、自分でも不思議なくらい結果が出るようになりました。

目標としていた県の学生シングルスで優勝することができたのです。社会人になってからも、何度も国体に出場したり、年齢別シングルスで全国優勝することもありました。

しかし、進化したのは競技面だけで、精神面はまだ全然だめでした。

学生時代の私はバドミントンという競技は好きですが、体育会系の縦社会になじめず、人間関係も下手だったのです。全国レベルの選手になると様々な方と接触する機会も増えてくるのですが、とりわけ、私は集団行動が苦手でした。バドミントンは好きなのに、人に馴染めない……。

ヨガのおかげで筋肉の収縮性と伸縮性のバランスが取れて、剛と柔が上手く噛み合い、コートに入れば、その中で自分自身を自由に動かし、表現することができます。しかし、当時はまだコートの外ではヨガの効果を生かせませんでした。肉体的には効果があっても、精神的にどこまで強くなったかと言うと、あまり成長していなかったのです。

ヨガをしていくことで精神的な成長を感じるようになったのは、教職に就いたあと、独立してからのことで、まだまだだいぶ先のことでした。ヨガという運動が奥深いものであることを若い頃の私はまだ知らなかったのです。

とはいえ、バドミントンで大きな成果を挙げることができたので、ヨガというこの不思議な運動を信頼し、社会人になってからも一人でずっと続け、創意工夫してきました。

スポーツのトレーニングのためにヨガを取り入れ、結果が出たことが「ソロヨガ」の原点になったのです。

第2章　ソロヨガ生活習慣

この章では、私が半世紀以上続けてきたソロヨガを実践する中で身につけ、効果があった生活習慣をご紹介します。

もちろん、すべてこのとおりにやる必要はありません。いいとこ取りでいいのです。

自分に合いそうな生活の習慣や、考え方を取り入れていくことで、あなたの人生は心身共に健康で、実り豊かなものになることでしょう。

ソロヨガ生活習慣1　夢を実現する方法

①今、自分が持っているものに感謝する

目標や夢を持って目指す前に、今、自分が持っているものに感謝することが前に進んでいくコツです。今、自分が持っている大切なものとは、お金や家などの具体的な物、性格や得意なこと、家族、友人、先輩などの人物、などです。まずは今、自分の周りにあり、自分を生かしてくれているものに感謝しましょう。この感謝を土台にして、初めて次のス

テップに向かってまっすぐに進んでいくことができます。

幸せな人生を生きたいなら「すべてを手に入れようとしない」ことです。

人生において、すべてが手に入ることはありません。

「手持ちのカード」で人生を楽しむ、という感覚が大切です。

一方、今の仕事で成果をあげると、それは確実に経験やお金といった資産に変わります。

その資産を土台にして、背伸びすることなく、欲に囚われることなく、次のステップに一歩一歩進んでいくのが確実に夢に近づき、実現するコツなのです。

②正しい夢を持てば、叶う

正しい夢や目標を持てば、それが自分を夢や目標に導いてくれます。

まず自分の夢や目標を明確にすることです。それがないと前に進みようがないし、具体的な前進ができません。

自分に素直になって冷静に、自分らしい自分に合った夢や目標をじっくり考えてみましょう。それが明確になれば、あとはどんな状況に置かれようと、それに向かって一歩一歩前へ進むだけです。

「何か社会のために役立つことがしたい」という気持ちが湧いてきたら、正しく心身を整えている証拠かもしれません。

世のため、人のために生きたい、というのは立派な夢であり、理想です。

周囲には、現実的ではない、などと言う人がいるかもしれません。

しかし、私は、人は未来に対して限りない「ロマンチスト」であるべきだと思います。ロマンチストで楽しく、明るく、希望あふれる、夢を描きましょう。その理想の夢が美しいからこそ、人はそこに向かって進んでいきたいと思うのです。

③心に描いたものを実現するため、終わりを思い描くことから始める

どんなものでも、人が作るすべてのものは2度作られます。

どういうことかと言うと、まずは頭の中で創造され、次に実際の形あるものとして創造されるのです。仕事の夢があるならば、できるだけ具体的に実現させたいビジョンを思い描きましょう。

・事業の目的を考え、実現させたいビジョンを描く。

↓

・ビジョンを実現させるための事業計画を立てる。

↓

・「事業計画」を実施するために、具体的なタスクを作成、実施する。（ミッション、ステートメントを作成する）

自分の中に確固たる中心を持ち、毎日の行動をそれに照らし合わせることで、時間、才能、資源を効果的に使えるようになります。

④夢を育て、実現するタイムテーブル

1　明確な目的（目的、夢、目標をはっきり決定する）

合理的で、実力の伴ったものであること。実現するまで決して変更してはならない。

↓

2　信念を強化する、夢実現の可能性を信じること

自分には無限の力を有する宇宙力が内在していることを自覚する。

3　←　その夢は必ず実現するから、実現するまで努力すること

4　←　夢実現の結果を常に映像する（楽しい夢を描く時間を送る）

映像は高級な、理想的なものであること、強く思い続けること。

5　←　すでに実現した場合を心に描いて、そのように振る舞う

潜在意識は習慣的なものが自己化したもの。物事を実現して生体の動きを支配し、宇宙とつながる働きをなすもの。声なき声を聞くことや、発明、発展、創作などはこの意識の作用である。

6　←　自分の生活全般が目的成就を促進する態勢をとっているか？

受け入れ態勢になっているか？　分析、反省、是正しなくてはならない。

7　←　自分の存在と絶対的存在（宇宙　神）との一体感を持つこと（われは神と共にあ

る）
自分の考えていることは、神が要求していることでもある。
だから自分の欲しいものは、必ず実現すると信じること。
すべての現象を善に到達する前提として、素直に、感謝して受け入れること。

ソロヨガ生活習慣2　理想の一日を送る

①理想の一日の意義とは

「一日の過ごし方」ですべてが決まります。**「一日の過ごし方」×「継続」→「夢、目標」**なのです。自分の理想的な一日の過ごし方を考えましょう。

夢や目標、生活習慣など「自分との約束」を決めるのです。「理想の一日」を作って、毎日それに合わせた生活を送るように続けることで、自然に理想的なライフスタイルに近づいていきます。

自己啓発本の多くは、週（月、年）単位で、目標に取り組んでいます。私は「一日単位」で考えるようにしています。

おおげさに言えば「一日」が「一生」の縮図ぐらいにとらえています。

たとえ雑用でも、その日にやらないことは一生やらないのと同じだと、その日「一日」をいかに充実させるかが最重要だと思います。とは言っても、人間は弱いもの、怠けてしまうものです。それが人間です。問題は怠けたあとで、いつまた立ち直るか、その時間差が成否を分けます。

②最高のリズムで過ごす「理想の一日」

夢が実現したらどんな毎日を過ごしますか?

のんびりと遊んで暮らしますか?

でも、すぐに飽きてしまうことでしょう。私は第一に毎日24時間フリーな状態でありたい。ただし、充実した気持ちのよい24時間でありたい。

自分の好きな得意なことを活かした充実した一日を過ごしたいと考えています。

皆さんも一度「理想的な一日の過ごし方」を考えてみませんか?

③「理想の一日」づくりのスタート

自分の夢は？　何になりたいの？　どんな生活がしたいの？
夢が実現したとして、具体的にどんな一日（最高の一日）を過ごしたいですか？

1　今一度、本物の（正しい）夢かどうか考えてみましょう

・自分の生活が、夢の実現を促進する態勢を取っているか
・じゃまになるものを作っていないか
・受け入れ態勢になっているか
・目的が合理的であるか
・実力の線に沿っているか
・自分の生活と努力がこの方向に向いているか
不合理なもの、実力の伴わない欲求はすなわち空想です。
これらを反省し、是正しながら努力を続けましょう。

2　まず「やりたいこと」「やらなければいけないこと（ルーティン）」を書き出す

《私の例》

・ヨガ（ポーズ）の練習

・（カフェ）でひとり時間（考える時間）をとる

・作品（日記、テキスト）創作↓社会貢献

3　それを元に「理想（夢）の一日のスケジュール」をつくる

4　「現実（今）の毎日のスケジュール」と比べて、少しずつ理想（夢）のスケジュールに近づけていく

・30分でも1時間でも、理想（夢）のスケジュールを取り入れていく

・（月1回）（週1回）休みの日だけでも「夢の一日」を過ごす

・理想（夢）の時間が増えていく実感を味わう

５　「(最)重要事項」を優先する

自分の生活の中で「重要事項」を優先し、毎日その瞬間、瞬間で確実に実行すること。つまり自制する力であり、実行力を養う。

◎優先事項を確認する時間管理のマトリックス

Ａグループ（急ぐ）――緊急事態への対応。急を要する問題、期限のある仕事。

Ｂグループ（急がない）――成果を得る能力を高める。人間関係づくり。新しい機会を見つける、準備や計画。心身のリラックス。

Ｃグループ（急ぐ）――飛び込みの用事。多くのメールや報告書、多くの電話や会議。無意味な接待。付き合い。期限のある催し物。

Ｄグループ（急がない）――取るに足らない用事。多くのメール、多くの電話。暇つぶし。快楽だけ求める遊び。

大切なことは「緊急でないが重要」なＢグループの活動を優先して計画、実行することです。

（例）
私の場合の「重要事項の優先順位」
1　朝のヨガ練習（一日の準備運動）
2　ひとりの時間（生き方、考え方）ソロカフェ
3　昼寝（仮眠）15～30分（一日を二分する）
4　夕方の運動（ソロジョギング）
5　寝る前の修正ヨガ（一日の整理運動）

ソロヨガ生活習慣3　「少食・少眠・多学・多動」

ソロヨガでは「少食、少眠、多学、多動」をモットーとして「過食」を最も嫌います。健康と美容上、正しいソロヨガの食事法を研究することは決して無駄にはなりません。運動しないのに、必要以上の食事をとれば、いたずらに内臓を疲労させ、睡眠の時間を長くするだけです、余り過ぎたエネルギーはかえって体をだるくし、やる気、集中力をなくするものです。「食」は私たちの体で最も大事な血液を作る源なのですから、その一食一食を大切にしなければなりません。

《ソロヨガ食事法》

1　食事は規則正しく適量をとる。「少食」腹8分目→少なくする方向へ。
2　よく噛んで、ゆっくり食べる。よく噛んで食べる習慣がつけば、異常な食欲が消える。
3　落ち着いた気持ちで食べる。苦悩や悲しみ、怒りが激しいときは、できるなら食事はとらない。
4　冷たすぎるもの、熱すぎるものは食べない。これらは胃に強い刺激を与え、胃を弱くする。
5　植物性食品を主にとる。植物性食品3に対して、動物性食品1の割合が理想。
6　甘いものは極力さける。白砂糖、清涼飲料水、菓子類などは血液を汚します。
7　自然のものを食べる。加工食品を避け、なるべく自然の形のままとるようにする。
8　酸性食品を多食しない。体液が弱アルカリ性に傾くよう食事をとり合わせる。
9　薬、サプリメントはとらない。＊時と場合によるが、人間が本来持っている機能を弱くする。
10　乳製品、マーガリン、揚げ物はできるだけさける。よい食品、悪い食品があるのではなく、問題はとる「量」。

この食事法を参考にしながら、あまり神経質にならず、何でもバランスよく、おいしく気持ちよくありがたくいただくことです。人それぞれ体質も違えば、好みも違います。基本は、ソロヨガ運動と同じく「気持ちよく」できるものから取り入れてみてください。

ソロヨガ生活習慣4　仮眠健康法

ソロヨガでは仮眠健康法（昼寝）を積極的に推進しています。昼寝をするたびに、新たな一日の始まりという感覚が持てます。わずか15分（長くとも30分）の昼寝で、一日が倍になる感覚が味わえるのです。昼寝をすると、体のリズムが狂い、夜眠れなくなったりするのはだれしも経験があることでしょう。しかし、これは上手な昼寝の取り方を知らないからなのです。

短時間グッスリと眠れば、次のような効果を得られます。

1　疲労回復、ストレス軽減、集中力、記憶力アップ
2　夜の睡眠時間を補ったり、短縮したりできる
3　午後からの気力、活力を生む

ちょっと居眠り!!　いつでもどこでも気持ちよく眠れるように訓練しましょう。

ソロヨガ生活習慣5　6時起床法

「太陽が昇るのと同時に起きて、日が沈んだら活動を終える」というぐらい、人間は太陽の光に支配されて生きています。起床術のポイントは、「日の出の時間」を意識して早起きすることです。私は毎日、朝六時に起床するようにしています。早起きし、散歩をするなどして、午前中の光を浴びることによるメリットは、主に2つあります。

ホルモンバランスを整える「体内時計の調整」と脳内のセロトニンを増やし、うつ病などの精神的治療にもつながる「ストレス解消効果」です。

また、ソロヨガでは**「6時間睡眠」**を勧めています。

個人差はありますが、毎日ソロヨガを実践して心身を整えた状態なら、「6時間」の睡眠を確保しさえすれば、眠気もなく、作業能力も低下しません。

睡眠の「1サイクルは90分」だと言われていて、この倍数で寝るとスッキリと目覚めることができます。つまり、90分×4サイクル＝360分（6時間）です。

早く起きて太陽を浴びる必要性は、科学的にも証明されています。

人間の体内時計は25時間でセットされているのですが、朝の太陽の光を浴びることで、24時間に調節されているのです。太陽の光を浴びないと、人間は25時間のサイクルで生活するようになります。

体内時計の調節は90％が太陽の光で、10％が食事と運動です。食事の時間を一定にし、運動は夕方から夜にかけて行うといいでしょう。

ソロヨガ生活習慣6　遅くても0時就床法

人間の体には睡眠中、体のいろいろな機能の回復を自動的に行う「**自動修正機能**」が備わっています。

午後11時ぐらいから午前2時ぐらいまでが、最も自動修正機能の活動が活発な時間です。ということは、11時ぐらいには就寝しているのが理想的ですが、現代生活は夜更かしの傾向があるので、自分に合った調節が必要です。睡眠時間、睡眠内容、就床時刻、起床時刻などに気を配ることにより、修正回復がより効果的なものとなります。

基本的な就床時刻としては、

・０時就床（すぐ眠れない人は午後11時半頃）
・１サイクル90分　↓　１：30
・１サイクル90分　↓　３：00
・１サイクル90分　↓　４：30
・１サイクル90分　↓　６：00

６時起床が基本になります。「６時起床法」から逆算すると　１サイクル90分×４サイクル＝３６０分（６時間）なので、０時前に寝るのが最も合理的です。

ソロヨガ生活習慣7　入浴浄化法

入浴の効果については、改めて言うことはありません。そこで、ここでは特に私が心がけていることを2つ取り上げます。

①ぬるめのお湯にゆっくり入り、ひと汗かく

・ぬるめだからゆっくりできる。リラックスできストレス解消
・一汗かく↓全身の血行をよくし、毒素を排出

②あがるときは、低めの温度のシャワーを浴びる。

・ほてった体に気持ちのよい冷たさ（温度）のシャワーを浴びる。冷た過ぎると、かえってストレスになり、続かない
・ほてってゆるんだ体を引き締める（のぼせ防止）
・温冷交互浴の効果を発揮する（皮膚を鍛える）

「温冷交互浴（温水浴と冷水浴の繰り返し）がよいかもしれませんが、時間もかかるし、刺激が強すぎるかも？　ほどほどに。

入浴はあくまで体がきれいになり（清潔効果）、疲れが取れ（疲労回復）、ホッとした気分になる（気分転換）が目的であることを忘れないように。

ソロヨガ生活習慣8　浄化（生活編その1）

ソロヨガ的な生活習慣の基本は、食事、睡眠、清掃等、自分自身の身体と心を整え、浄化して、シンプルに生活することです。生活空間も同じようにしていくとよいでしょう。

①常に心にゆとりを持って、「シンプル」で、「規則正しい生活」をすること

・頑張らず、今この瞬間に集中すること
・良質な睡眠をとる
・ゆったりと入浴する
・食事をゆっくりとる

・良質の水を自分に適した量を飲む

②整理、清掃が心を変える。いつもキレイで掃除が行き届いた空間にする

③毎日、体質に合った質のよい食事を心がける

・腹八分目以下で食べ過ぎないこと→腹七分、腹六分と食事の量を減らしていく

・肉食をできるだけ避ける

・穀類（玄米食）、発酵食を積極的にとる

④オーガニック、自然食品を積極的にとる

⑤調味料をできるだけ少なくして、自然に近い形で食べる

⑥よく噛んで食べる（穀類は48回くらい、以外は36回くらい）

・「噛む」と身体の緊張がやわらいで、ストレスを解消する

・「情緒が安定」して「脳の活性化」にも役立つ

・消化酵素を含んだ唾液と混ぜ合わせることによって「消化」を助ける

・むし歯を予防する
・あごが発達する

ソロヨガ生活習慣９　浄化（生活編その２　ストレス解消法）

日本人のストレス解消法は、我慢したり、寝ることでリセットしようとしたり、酒を飲んだりと消極的な方法を採用する傾向があります。つまり、今、実に多くの人の「ストレス解消法」が、我慢したり、薬に頼ったりする消極的解消法なのです。

一方、積極的解消法というのは、自分から能動的に動いてストレス解消をすることです。趣味やスポーツに打ち込むのが理想ですが、好きなものが見つけられなかったり、時間が取れなかったりと、だれもがストレス社会の外に自分の好きな世界を見つけられるわけではありません。

そんな方にこそ、ぜひ自宅で、一人で、お金がかからず、いつでもできるソロヨガを勧めたいのです。**一人、ソロヨガを楽しみながら、規則正しく、「宇宙のルール」に従って生活したり、運動したりしていれば、ストレスは溜まりません。**

ソロヨガ生活習慣10　浄化（運動編その1）

自宅で楽しむソロヨガの他に、私が取り入れて効果を感じている運動をご紹介します。

①朝日を浴びる

太陽凝視をすることで、松果体を活性化します。太陽をしっかり凝視してから、目からそのエネルギーを脳に送るイメージです。ただし、日中の直射日光は刺激が強すぎます。日の出直後なら凝視できます。

②月光を浴びる

月の光を浴びると美しくなります。月のオーラの高い振動が人間に共鳴現象を起こし、月の磁波を皮膚呼吸することで、細胞が活性化します。

③ウォーキング

できれば、裸足で直接土の上を歩くこと（グラウンディング）をお勧めします。（詳

しくは運動編その2）
④**森林浴、登山をする**
⑤**土、木、植物、水に触る（自然に親しむ）**
⑥**スロー・スクワットをしたり、四股を踏む**
⑦**スワイショウ（簡単な気功、腕振り体操）をする**
⑧**自然界にある意識の高いものを身につける**
⑨**ランニング（ジョギング）**

ソロヨガ生活習慣11　浄化（運動編その2　グラウンディング）

裸足で土の上を歩くことを「グラウンディング」といい、健康に絶大な効果があります。足の裏には、全身のツボが集中しています。東洋医学上の重要なツボがあり、全身につながる神経反射点でもあります。これらを適度に刺激しマッサージしてやれば、全身の健康機能増進に大きく役立ちます。

また、アーシングといって、裸足で土の上を歩くことで、身体の中に溜まった余分な電気を土の中に放電（アース）し、心身を健康に保つ効果もある、とされています。

ヨガ的に言えば、「裸足で」、「地面の上に立って」、「何らかの運動をする」というイメージです。とは言っても、都会暮らしの方は土の上を歩くことは難しいかもしれません。

そこで具体的には、次のような場所でグラウンディングをするといいでしょう。

・海水浴場のような砂浜で、裸足になって歩いたり走ったりする。足先だけでも海水に浸かる

・適度に日光を浴びながら、公園などの芝生の上を歩く（普段着のままでも、靴と靴下を脱げばすぐできる）

私は現在、近くの公園で芝生の上を歩いています。海水浴場の近くに住んでいれば毎日でもグラウンディングをするのですが、要するに「裸足で土の上に立つ」習慣を付けることが大切です。

地に足を付け、土踏まずを刺激しましょう。

ソロヨガ生活習慣12　浄化（運動編その３　運動の頻度と強さ）

健康を保つには運動が不可欠なことは、今や常識です。

ウォーキングやジョギングのような軽い運動でも、運動は毎日やるのが効果的です。

①毎日（継続は最大の力なり）
②適度な運動を
③できるだけ長時間（５分、10分ではなく、１時間くらい）

毎日がムリなら２～３日に１回、最低１週間に１回やるだけでも効果があるのです。それはゴルフやテニスのような球技や、腕立て伏せのような筋力トレーニングでも効果は変わりません。

運動の強さはどれくらいでやればいいかと言うと、一般的にスポーツの世界で運動の強さとは、「運動をするとき」「必要な酸素量が」「体をフルに動かしたときに取り込める最大酸素摂取量の何％にあたるか」で示すことができます。

50％以下の運動だと効果が薄く、80％以上だと心電図に異常が現れる人も出てきます。

つまり、一般の人にとっての運動は、「50％～80％」の強さが望ましいのです。

ソロヨガでは、50％以下でも毎日のように続ければ確実に効果があります。

テーマはあくまで気持ちよく運動することです。

ソロヨガ生活習慣13　浄化（精神編）

心を浄化してシンプルに、健康に生きるためには、私が実践して効果があるものとして、具体的には次のような方法があります。

①瞑想（内省）
②腹式呼吸
③お経を唱える
④たくさん笑う　笑顔は高波動の極みで、何より薬です
⑤波動の高い言葉を遣う　言葉（音）も言霊と言って、波動なので、高い波動の言葉を

使いましょう。「ありがとう」「感謝します」「愛しています」「好きです」――発した言葉は必ず自分に返ってきます

⑥ワクワクすること、楽しいことを優先し、選択する

⑦直感に従って行動する　ふっとしたひらめきを大切にし、シンクロニシティー（意味のある偶然の一致）に気づく

⑧意識の高い人や、意識を上げようとしている人と一緒に行動する

⑨「決心」→「行動」　波動を上げ、高次元の情報をキャッチして行動していけば、さらに自分自身や現実を予想外のハッピーな状況へと導いてくれる

⑩音楽を聴く　魂が癒やされる。気持ちがウキウキしてくる。何かが弾けるようになる

⑪良質な本を読む

⑫自然に触れる時間を多くする（散歩、旅行等）

⑬魂の充電　魂はエネルギーなので、決して病気にはなりません。しかし、充電は必要です。それは他人のために尽くす「見返りを求めない愛＝無償の愛」のことです。宇宙法則である「自利利他」の行為をすることこそが、実は一番宇宙から祝福され、宇宙から後押しされることであり、魂の充電になるのです

体と心（潜在意識）を浄化することによって、体、心、魂が一体となり、愛に満たされ、心身が健康で幸福な状態が実現します。

ソロヨガ生活習慣14　絶対的存在（宇宙・自然・神）への感謝の祈り

私は常々、神様（絶体的存在）に対して、いくつかの感謝の祈りをするよう、心がけています。宇宙、太陽、地球、月、自然……このような「絶体的存在」を神様と呼ばせていただきます。

決まったお祈りがあるわけではありません。その言葉は自分で考え、自分に合ったものでいいのです。感謝だけでなく、願いでもかまいません（感謝してから願いを祈りましょう）。手帳などに書いておいて、時間のあるときに声を出して読むのもいいでしょう。

私の場合は、常々、次のようなことを感謝し、祈っています。

①欲求のコントロール

宇宙、太陽、地球、月、自然、神様、ご先祖様、おやじさん、おふくろさんはじめ、皆さんのおかげで、自分がこの世に存在していること自体にまず感謝いたします。ただただ普通に存在しているだけで、感謝しなければいけないのに、あれも欲しい、これも欲しいと、きりがありません。欲にもいい欲と、悪い欲があります。悪い欲を断ち、いい欲を求める欲求のコントロールをします。

②生命力

75年以上の間生きてこられたのは、神様に見守っていただいたおかげだと思うようになりました。この神様にいただいた生き続ける力、生命力に感謝します。

神様はあらゆるところ、天にみえて、いつも私を見守ってくださっている。そして、見えない糸で、私をあやつってくださっている。だから、安心して、自分の本当に好きなこと、得意なこと、正しいことに専念することができます。あとは運を天にまかせ、神様の御意向に従うだけです。こんなとてもシンプルな心でいられることに感謝いたします。

③罪の許し（最高の愛）

これだけいろいろ神様のお世話になっていながら、ときとして、神様の意に沿わないことをしてしまいます。あやまちを犯したり、怠けてしまったり、つまらぬ遊びをしてしまったり……。神様が見ておられるというのに本当に恥ずかしい限りです。それにもかかわらず、神様はその罪を許し、ただ許すだけでなく、それをよき経験、よき教えとして、私に返してくださいます。これ以上の愛情はありません。ですから二度と同じあやまちを犯さないこと。そして神様にいただいた、よき経験・よき教えに従って生きていくことを誓います。

④今日

今日という新しい一日を与えていただき、ありがとうございます。神様はこう言っておられます。「タカ！　お前にはまだまだやることがある。だから、もう一度チャンスを与えよう」今日一日、神様に与えられたチャンスだということを忘れないように、大切に過ごしていきたいと思います。

⑤明日

明日は「夢」と同じです。夢でも生きがいでも、希望でも目標でも目的でも使命でも……そしておそらく天命でも、自分の中では皆、同じ方向にあります。同じ一本の道にあります。明日の夢に向かって、今日一日神様に見守っていただきながら、自分の道を歩んでいきたいと思います。どうかよろしく御指導、御支援をお願い申しあげます。

⑥神様の住み家

自分の体は神様の住み家である。神殿であり、本堂である。自分の体の中には神様が住んでおられる。だから、いつもきれいに整えておかないと神様に失礼です。

自分の体は神様の芸術品である。自分は動く仏像である。常に神様と一緒に活動していると思うこと。中味（心）がきれいでないと、外観もきれいになりません。

常に自分の心身をきれいに整え、浄化し、自分自身を創造していきたいと思います。

コラム　私とソロヨガ②　独立し、ヨガに専念しながら海外を回る求道時代

大学を卒業後、私は夢であった教職に就きました。小学校の教師を7年、定時制高校の保健体育の教師を7年勤めました。その間もバドミントンを続け、国体に何度も出場し、年齢別の全国大会では30代の部門でシングルス優勝もできました。

ところが突然、私は37歳で教職を辞めてしまうのです。仕事も競技生活も順調で、結婚して、子供もいたのですから、周りの人が皆「何考えているの?」と驚いたのは当然です。当時、教職は尊敬されている職業で、辞める人はほとんどいませんでした。

私からすると自分の描いていた夢——体育の教師になることや、バドミントンで強くなることなど——というものが、30代半ばで皆達成できてしまい、逆に壁に突き当たっていたのでした。そのまま教職を続けていけば教頭になったり、校長になったりもできるのかもしれません。バドミントンでも実績を買われて協会の常務理事の仕事もしていたので、そのまま続けていけば協会でも上のほうに行けたのでしょう。しかし、その生き方は「本来の自分とは違うな」というのを段々と感じるようになってきたのです。

ヨガにもっと時間をかけて深めたい。バドミントンでなくヨガに懸けよう——その気持ちがど

んどん大きくなって、教職を辞めることにしたのです。とはいっても、生きていくためには仕事をしなくてはなりません。妻が教職を続けていたので助けられたのもありますが、ヨガを教えたり、バドミントンを教えたり、学習塾などもやっていました。

海外にも行くようになりました。安い飛行機を探しては乗り継いで、ヨーロッパ、東南アジア、アフリカ等、南米以外はほとんど行きました。２０１５年までに60カ国以上を１００回は歴訪しています。

海外に行けば、何かこれまでとは別のものがつかめるんじゃないか、という気持ちがありました。当時はバブルの時代でしたから、日本の社会は何か違うな、という感覚があったのです。もちろん、日本は素晴らしい国ですが、世界の基準からするとどこかずれているのではないか……。日本の外の空気は、現地に行かなくては肌で感じることができません。私は、アジアやアフリカの貧しい国が好きでした。貧乏でも人間が前向きで、大人も子供も明るい。そこが日本とはちょっと違いました。一方、庶民はどこの国の人も同じなんだな、というのもわかりました。よい民族も、悪い民族もない。よい人や、悪い人はいるかもしれない。しかし、どんな国の人でも、個々人はわかり合えるのです。現地に行って、そんな風に世界基準の空気を肌で感じたことはよかったと思っています。

第3章　ソロヨガ思考

この章は、私が「ソロヨガ」を実践していくうえの「考え方」をまとめたものです。小から大、ささいなことから、重要なことまで、ランダムに取り上げてあります。科学的に証明されていない内容も多々あります。

一つだけ確かなことは、私がソロヨガを通して体験、体感、体得したことの中で「確実」と感じたことだけを、言葉にしているということです。

「ソロヨガライフ」を送るうえでの、基本的な考え方や、ヒントになると思って読んでみてください。

ソロヨガ思考1　時代は完全に「集団」社会から「個人」社会へ

「人様に迷惑をかけない、よき社会人になりなさい」

あなたはこれまで、こんなふうに親や教師から言われたことはありませんか？

しかし、こうしたあり方では「個性」が本当の意味で開花することはできません。他人の目ばかり気にして、同じ色に染まって生きていこうとしたら、独自の色や形をした花が咲くはずもないのです。

この本では繰り返し書いていますが、時代は今、「集団」から「個人」の社会へと転換期を迎えています。野球の世界なら大谷翔平選手がこれまでの常識を覆して二刀流で活躍し、唯一無二の個性で輝いているように、今や、「個」を輝かせることこそが人々の憧れであり、目標になり始めているのです。

集団で一致団結して働き、経済が潤っているうちはそれでもまだよかったのかもしれませんが、超高齢化社会になり、経済も停滞する中、これまでのあり方では人は幸せになれないことにようやく私たちは気づき始めたのです。だから、今こそ、私たちは個人を輝かせるチャンスが到来しているとも言えるのです。

社会の最小単位は個です。一人ひとりの「個」が充実していなければ、社会に貢献することはできません。逆に言うと、「社会に貢献するためにも、『個』を充実させる」必要があるのです。個性とは、次のようなものです。

・自分が持って生まれた性格
・自分の好きなこと、得意なこと

・自分の長所

それをどんどん前面に出していい時代がやって来ました。集団に合わせることで消されていた個性に活躍の場が開かれたのです。

ソロヨガ思考2　心と体をもっと重視した社会に

これまでの日本の社会や教育は、「知」ばかりを求めてきていたように思います。知識を詰め込み、偏差値競争をして、よい学校からよい会社に入る——そのレールに沿って生きることが、正しい大人のあり方とされていました。

昔から、教育の3本柱は「知育」「徳育」「体育」と言われてきました。しかし、実際には「知育」に比べ「徳育」「体育」には教育現場であまり力を入れてこなかったのが現実で、「知育偏重社会」を生んでしまっています。

「知」を育てる知育だけの社会が今、様々な問題を引き起こしているのです。

しかし、人間は、「知」だけの生き物ではありません。知性に加えて、健康な肉体と温かいハートといった、豊かな心身を取り戻して初めて健全な一人の人間と言えるのではないでしょうか。とりわけ、健康な肉体という土台がなければ、個性を花開かせるのは難しいのは言うまでもありません。

「体験」「体感」「体得」。「体で感じ取る」教育こそが、今、求められています。

つまり、「体育」と「徳育」が「知育」以上にクローズアップされる時代になったのです。

「知育偏重社会」の流れを変えるためには、知（頭）徳（心）体（体）をバランスよく発達させるトリプルシナジー（相乗効果）が必要になります。この3つを同時に、バランスよく育てることこそが個性を開花させ、夢を実現させる純粋なヒューマンパワーを実現するのです。**本当の意味で「知、徳、体」の相乗効果を発揮したら、人間の可能性は無限です。**

ソロヨガはこの3つすべてに、直接働きかける世界で唯一の運動と言っても過言ではありません。体が感じ、心で感じ、知性で感覚を捉えて、自分の頭で考える。

人間の可能性を日増しに拡大し、無限の世界に解き放ってくれるのがソロヨガ運動なのです。

ソロヨガ思考3　「絶対力」（神の存在）のほうが圧倒的に大きい

私たちは科学技術の発達で、この世界のほとんどのことがわかっているような感覚で毎日を送っています。しかし、実際にはわかっていることはわずか5％とも言われています。つまり、私たちはわずか5％の確信のもとで生活しているのです。

わかっていない部分95％ということは、この世界や宇宙というものは、いまだ解明されていない部分が圧倒的に多いということです。

その未知なる世界を支配しているのが、絶対的な力＝宇宙（神）です。

天体が公転し、地球が自転し、太陽は輝き、私たちにエネルギーを送り、自然は巡って、生きとし生けるものを支えている。この不思議で、神秘的な宇宙の法則の世界を支えている絶対的な何ものかがあると感じるからこそ、その何かに対して、私たちは「神」という名を付けたのです。宇宙のエネルギーは、調和（バランス）を取る方向に動いています。この調和に基づいた絶対的な力は宇宙、太陽、地球、月。自然界、地球上の人類社会に満ち渡っています。

ヨガの極意は、「調和（バランス）」にあります。心身を整え、調和させることで、宇宙

法則に則った生き方をしていくことができるのです。

「ソロヨガ」で宇宙と調和（バランス）する能力を高めれば、現在の能力（5％）の10～20倍（95％）の能力が発揮できるかもしれない――そんな夢のような話が現実味を帯びてくるのです。

ソロヨガ思考4　ヨガは宗教なのか？

「宗教」というと、日本人の多くは何かうさんくさいイメージがあると思います。現代世界の様々な紛争の問題からしても、あまり使いたくない言葉ですが、ヨガの成り立ちからみても、正しい意味で宗教と関係しています。あまり難しく考えず、ここでは「心の拠り所」「考え方のヒント」くらいに捉えてください。

私なりにまとめると、宗教とは、宇宙、太陽、地球、月、自然、神など絶対的な存在がある中で、人はどんな生き方、考え方をしたらよいかを説いてくれる教え、ということになります。**ソロヨガは、体（運動）を通して「生き方、考え方」を学ぶ教育であり、これが正に「宗教」の一種なのです。**

個々人が自らの実践を通して、心身の意識を繊細かつ、広大なものにしてゆくことで、自然や、宇宙の法則と近づいていく創造的運動です。

人から真理を与えられるのではなく、真理を自分自身で学び、感じ取ることで、少しずつ、しかし確実に自分自身のものにしてゆく――だからこそ美容、健康だけでなく、ビジネスをはじめ、人生のすべての面に有効活用してゆくこともできるのです。

ソロヨガ思考5　自己管理能力をUPする

人は、孤独では生きていけません。だからこそ、核家族化し、ネットの中に閉じこもって孤立して生きる現代人にとっては、どうやって心身の健康を保ち、再び他人や、世の中と深く関わっていけるかが問われているのです。

これらの問題を解決する最大のカギは、実は、一人の時間をどう使うか、にかかっています。いきなり、みんなで仲よくしようといっても理想論です。

だからこそ、私たちは一人ひとりの自己管理が大切なのです。一人ひとりが自己管理をして生き生きと生活してゆくことで、よりよい人間関係を築き、先に挙げた様々な社会問題を乗り越えてゆくこともできるでしょう。

もちろん、一人でできることは限界があります。

自分の努力で変えられることは、生活習慣や運動、思考のあり方等、心身の管理です。

「自己管理」と聞くとビジネスマンの先端スキルのようなイメージを持つかもしれません。

しかし、家庭の主婦でも、学生さんでもスポーツ選手でも、もっと言うなら、高齢の方や子供たちにとってもさらに重要な意味があるように思います。

ソロヨガ思考6　この世に「絶対」は存在しない

私たちを取り巻き、生かしてくれている絶対的な存在（宇宙、太陽、地球、月、自然、神）は別として、この社会に「絶対」と言えるものは存在しません。

例えば、よくこんな言葉を耳にしませんか？

「この人は、絶対に信用できる」

「この薬は、絶対に効く」

「この方法は、絶対に成功する」

もういい加減、この「絶対」信仰から私たちは卒業しなければなりません。人それぞれに、その有効な方法も、確率も違います。何事も、100%ということはないのです。

一人の人や、一つの方法、モノを「絶対」と考えると、自分が他人やモノに依存してしまうことになり、主体性がなくなってしまいます。つまり、もうそれ以上自分で探したり、見出したり、創造したりという進化が見込めなくなってしまうのです。

「絶対」信仰は人の主体性をなくし、他に依存して「〜してもらう」という意識を生みます。他人や、方法、モノが自分の上にいるのですから、進歩が止まって当然です。

また、そういうあり方は楽かもしれませんが、本当の意味で他者と調和することはできません。なぜなら、その「絶対」を信じる人と信じない人に分裂を生んでしまうからで、それが宗教戦争などにつながっているのです。

世の中に「絶対」というものはあり得ない、と捉えることができれば、人は、一人ひとりが主体性を持って生きていくことができます。

一人ひとりの人間、すなわち、「あなた」こそが世界の主役になって、世界の調和（バランス）を取るキーマンになっていくのです。

ソロヨガ思考7　人間は小宇宙

人間は小宇宙である、と言っても、抽象的に聞こえるかもしれません。
しかし、次のような数字を見たら、どうでしょう？

・人間の水分の比率＝地球の海の比率＝70％
・1分間の人の平均的呼吸数＝1分間の海の波の回数＝18回
・地球は太陽の周りを365日かけて1回まわる
・人間の基礎体温は、36・5度
・人間のツボの数は、ある説によれば365カ所「穴」
・人間の1分間の脈拍、36・5×2（陰陽の2極）＝73前後
・人間の細胞は60兆個＝大宇宙の星の数と一致するとされる

他にも、脳の神経細胞であるニューロンの配置は宇宙の銀河系の配置の仕方によく似ている、といったような説も多々あります。

ただの偶然だと言えば、それまでですが、偶然というより、あらゆる生物が宇宙「地球」で生きていくために、そうならざるを得なかった、と考えるほうがわかりやすいでしょう。私たち人間もまた、この宇宙から生まれてきた存在なのだから、当然とも言えます。人間は、だれしもが絶対的存在（宇宙、神）の子供なのですから、皆、その影響を受けて生きているのです。

ソロヨガ思考8　一人ひとりに必ず存在価値がある

自然界に存在するすべてのものが、この世に必要だから存在しています。私たち人間もまた、一人ひとりこの世に必要だから存在しているのであり、すべての人に存在価値があるのです。

自己発見、自己実現、夢の実現といったものは、世間的な成功や価値の大きさとは関係ありません。自分にとって大事だと思えるような瞬間、些細なことからでもいいのです。「夢の実現」というと何か難しいイメージですが「本当の自分探し」と言い換えるなら、何かホッとした感じがして、だれにでもできそうな気持ちになるのではないでしょうか。

ソロヨガ思考9

個人の夢や目標は、人類の「健康と平和」につながるものでありたい

人それぞれ、様々な夢や目標があるのは当然のことです。しかし、最終的に個人の夢と目標は、人類の「健康と平和」につながるものでありたい、と思います。

心身共に一人ひとりが健康であるからこそ、他者や自然と調和した、平和な社会を形作っていくことができるのです。ジョン・レノンのイマジンではありませんが、個々人の夢や目標の先に、そんなつながり合う世界を夢見るのは悪いことではないでしょう。

この競争原理に基づいた資本主義社会において、夢や目標が、個人の成功や達成を目指すものであるのは当然かもしれません。

しかし、個人で達成して終わり、ではなく、その成功が多くの人を幸せなものにできるのなら、なおさら素晴らしいことであるのは言うまでもありません。「自分の夢、目標」の先に、そうした大きなビジョンがあることを頭に入れておくといいでしょう。

健康と平和の二大テーマは、個人だけのものではなく、社会や宇宙とつながったものです。

《健康》

・自身の健康
・自立した生活ができる
・自分を活かし、人の役に立つ
・身の回りの環境を考えて行動する
・地球全体の環境を考えて行動する（地球の住人であるという意識を持つ）

《平和》

・自身の心の平和
・夫婦の平和
・家族の平和
・民族の平和
・国家間の平和
・地球全体の平和
・宇宙の平和

これら健康と平和を調和（バランス）させることこそ、ソロヨガの生き方であり、考え方なのです。

ソロヨガ思考10　時が来るのを待つ

「時」は、人の力では操ることができない大きな力です。
松下幸之助は、「時」について、次のように語っています。

「何事をなすにも『時』というものがある。
『時』それは人間の力を超えた、目に見えない大自然の力である。
いかに望もうと、春が来なければ桜は咲かぬ。
いかにあせろうと、時が来なければ事は成就せぬ。
待てと言われればなおあせるのが人情である。
だが、自然の理はわがままな人情には流されない。

冷たいのではない。静かに時を待つ人には、暖かい光を注ぐのである。

お互いに時を待つ心を養いたい。」

松下幸之助「道をひらく」より

人事を尽くして天命を待つ、ということわざがあります。

物事をきちんとやったら、何も心配することはない。あとは運を天にまかせることです。

仮に失敗という結果が出ても、自分にとって大事なことなら、やり続けること。

神様（絶対的な力）が味方してくれるように頑張り続けること。

そうすればいつか必ず喜べるときが来ます。

待つこと。それは宇宙に試されるチャンスなのです。

ソロヨガ思考11　宇宙は「リズム感」を持って動いている

宇宙はリズム感を持って動いています。1年365日を、1日24時間を繰り返すのもリズムです。

呼吸のリズムも、波の打ち寄せるリズムも、すべてほぼ決まっています。ですからそのリズムに合わせて生活することは、最も効率がよいと言えます。

私たち人間にとって、大きく分けてリズムには次の2種類があります。

1. 絶対的リズム（宇宙、太陽、月、地球など）→人間にはコントロールできない。合わせたほうが利口。
2. 人が作り出すリズム（いろいろな生活リズム）→だれでもコントロールできる。効率を考えるべき。

物事をエネルギーのロスなく、円滑に進めるにはリズム感が必要です。リズムがあると、疲れないし、効率がよいのです。生活の中で常にリズムを考えて過ごしたいものです。

生活の中でリズムを作る一番簡単な方法は、何かをやっていて疲れたら反対（逆）のことをすることです。

・体を使う　↕　頭を使う
・運動をする　↕　勉強する
・活動する　↕　休憩する
・人とおしゃべりする　↕　独りでいる
・立ち姿勢が続く　↕　座ったり横になったりする
・右手を使う　↕　左手を使う
・食を楽しむ　↕　空腹を楽しむ

生活にメリハリをつけて、リズム感よく生きていくことを心がけましょう。

ソロヨガ思考12　宇宙は常に進化し続けている

宇宙科学の詳細は科学者の研究におまかせするとしても、私たち一人ひとりも老化に身をまかせていては、宇宙の進化についていけずに、ただ息をしているだけの人間になってしまいます。

宇宙も進化しているのだから、自分も進化していかなければ置いていかれてしまいます。

年齢に関係なく進化向上できる唯一の運動「ソロヨガ」を実践し、「知」だけでなく「体」を通して進化向上し、宇宙と調和していきたいものです。

「宇宙との調和」が深まれば深まるほど、健康年齢を永くし夢も自然に近づいてくるものです。

ソロヨガ思考13　この世の存在はすべて波動で構成されている

この世に存在する生物、さらに鉱物や水、人工物に至るまで、それぞれが固有の波動（振動数）を持っています。細胞レベル、分子レベルで、絶えず振動しているのです。

世界は「さまざまな振動で構成されている」といっても過言ではありません。

私の感情や思いは、よくも悪くも波動です。意識とは波動なのです。波動は粒子の集合体であり、エネルギーであり、バイブレーションなどと呼ばれます。私たち人間は一人ひとり異なる波動を持っています。それぞれ振動数が違うのです。また、波動には原則があります。

《波動の4原則》

1　同じ波動は引き合う
2　違う波動は反発し合う
3　波動には上下がある
4　波動は変えられる

似たような波動の人と仲よくなったり、異なる波動の人とは反発したり、距離を置いたりするのはそのせいです。

高い波動は、上向きの螺旋を描きます。高い波動の持ち主であるほど、すごい経験や、ミラクルな経験をすることがあります。

低い波動は、下向きの螺旋を描きます。低い波動の持ち主が高い波動（ポジティブな想念）へと変わるとき、ちょっと痛い（つらい）経験をすることがあります。たとえば、これまで付き合っていた仲間から離れようとして悪く言われたり、誤解されたり。

重要なことは、波動は変えられるということです。低い波動のまま生きる必要はまったくありません。人の波動は想念（つまり信念）の集合体ですから、想念を変えると波動も変わります。

低い波動から高い波動へ。ネガティブモードからポジティブモードへと波動はアップさせたほうが絶対よいのです。

ソロヨガ思考14　万物（すべての人、物）はつながっているが、その糸は見えない

すべての物、自分、すべての人……この世に存在するあらゆる物は、固有の波動（振動数）を持つ。世界は様々な振動で構成されています。

波動はバイブレーションで世界に響きわたるものなので、自分とはまったく関係ないと思っている人や物もつながっているとも言えます。

わかりやすく言えば、見えない糸（線）ですべての人物とつながっているということです。ただ見えないだけ……空気中には、我々が理科で勉強したような物質（酸素や水素など）しか存在しないように思えるかもしれません。

その仕組みは未知なるものですが、仏陀の言葉を借りるなら、「すべての存在は縁起に

よってつながっている」ということです。だからこそ仏教では、この地上の一切のもの――犬猫から米一粒に至るまで――に人間と同じ仏性を認め、そのすべてが網の目のようにつながり、支え合って生きていると説き続けてきたのです。

この世界に単独で自立したものは存在せず、一切は他者との関係によって成り立ち、隆起し、お互いを生かしている。人も、自分も、自然も、別々のものではなく、手を取り合って、この豊かで、無限の世界を成り立たせている尊い仲間なのです。

そう考えること（感じ取ること）ができれば、自分（家族、所有物）だけを大切にするのではなくて、すべての人や物を大切にしようと思えることでしょう。

「すべてとつながっている自分」だということを認識すれば、考え方も行動も変わります。自分がよい波動（エネルギー）を発すれば、大気中によいエネルギーが生まれる。それはすべてに影響を与えるのです。実際にはその大きさはミクロの世界の何億分の1以下かもしれません。しかし、確実に上向きのよいエネルギーを生むことは確かです。

あなたが波長を上向きにするだけで、人類共通の願いである「健康と平和」が実現する可能性を高めていることになるのです。

ソロヨガ思考15

頭だけではなく、体で感じることでより深く理解できる

じっと考えてもなかなか答えの見えてこない問題でも、歩いたり、動いたりしていると、ふっと答えのヒントが浮かぶことがあります。

知識（頭）で答えを出そうといろいろ考えるよりも、運動して体を通して感じるほうがよい答えが出ることが多いのです。

この世界の奥深いところにある答えは頭脳だけで辿り着くのは難しく、体全体で感じ取ることで理解できるものだからだと思います。どこかで宇宙との波長、リズムが合い、心地よい気分を感じることから本来の自分の求めているものが見えてくるのかもしれません。

普段から体全体で感じ取ることを心がけていると、人の可能性は頭脳を超えて、無限大になっていきます。

ソロヨガ思考16　宇宙は「共有・自利利他」の精神を歓迎する

成功体験はもちろんのこと、失敗談、しくじり経験など、多くの人への自分の体験のお披露目を宇宙は歓迎します。

心に秘めておきたいような自らの恥ずかしい話を他人にさせるほどの勇気に対し、宇宙は「最大限の支援をする」と判断するのです。

宇宙は、その人の「勇気＝共有力」を最も歓迎します。

独占ではなく、分け合う「分配し合う」ことこそ、宇宙が最も支援したいスタイルです。

また、「宇宙貢献口座」に貯まる法則というものがあります。

陰徳を積む（目立つことなく、よい行いを積み重ねる）ことこそが、宇宙からの支援を得られる最大の近道です。大なり小なり、黙って社会貢献すれば、それだけ宇宙にある、個人の「宇宙貢献口座」に貯まります。

上手くいっている人は、おそらくこの口座がいっぱいの人。奉仕や寄付、陰ながらだれかを助ける行動は口座が貯まるチャンスです。

この陰徳、実は「手放しの法則」という宇宙方程式の仲間です。

手は2本しかありません。両手に何かを握っている限り、他は握れない。新しい物を握りたければ、今握っているものを手放すことです。

何かを得たければ、何かを手放すこと。どちらも望むことは無理なのです。

ソロヨガ思考17　利他の精神は「4つの意識」を知ることから始まる

人間の意識は、大きく分けると次の4つに分類されます。

①「顕在意識」自己（利己）のために働く
②「潜在意識」自己の生命活動を継続し、活動データ保存のために働く
③「集合無意識」利他を優先し、その実現のために働く
④「超意識」すべての魂が成長するために働く（これが私たちの本体）

利己（自分のため）と利他（他者のため）の境界線は、②潜在意識と③集合無意識の間にあります。実は、願望実現における「交通渋滞」はここで生まれています。4つの意識

が同じ方向に向いていないから、私たちの心に葛藤が生まれ、ストレスや病気の形で体に出てくるのです。

自分のことだけを考えていても、願望は実現しません。自分のためは他者のため、他者のためは自分のためという縁起の法則があるのですが、ほとんどの人は自分のことばかりを考えているので、願望が実現しないのです。願望を実現するためには、

「だれかのため」にという要素を今考えていることに足してみる。

↓

利他の気持ちがあれば、自分だけがハッピーでなく、より多くの人のハッピーという意識が生まれる。

↓

超意識と顕在意識がスムーズにつながる、利他は他者だけでなく、自分を救うことにもなる。

4つの意識を利他という同じ方向に向けることで、結局は自分自身が豊かになるので

す。

ソロヨガ思考18
宇宙の神様は短所の克服よりも、長所を伸ばすことを歓迎する

人の意識は何も考えないで放っておくと、知らずしらず消極的な方向に行ってしまいます。ちょっとしたことが気になったり、心配事が増えたり、自分を追い詰めたり。

結果、自分の長所を伸ばそうと考えるより、短所をいかに克服してよい人間関係を作るか、を考えることになってしまうのです。

しかし、宇宙は自分の長所を知り、それを強みにする生き方を歓迎しています。

強みを生かし、オンリーワンを目指して人の役に立つことのほうが、うんと明るく、くつろいだ気持ちで何事にも取り組めるからです。

人生の幸福と不幸は、すべてその人の考え方（思考作用）に左右される。

←

その人の内部の力を呼び起こし、方向づける。

↓

宇宙の無限力と結びつく働き。

短所を克服して人に好かれようとするより、長所に気づき、それを伸ばして多くの人とつながる道を進む方が、進化する宇宙のあり方と一致しているのです。

ソロヨガ思考19　作用反作用の法則「宇宙はキャッチボールを楽しむ」

作用反作用の法則は、運動の第三法則として理科で習うものです。

簡単に言えば「押す力と押し返す力はつり合う」ということです。これは人間の行いにも当てはまる法則です。

「よい行い」をすれば→何か「よいこと」が返ってくる

「悪い行い」をすれば→何か「悪いこと」が返ってくる

実にシンプルでわかりやすいのです。

次の二つの法則も、作用反作用の法則の一つです。

1　収穫の法則（宇宙はまいた種を自ら刈り取らせる）

私たちは人生で、様々な種（心に生まれる思い、発する言葉、行動）をまき、その種からの「実り（果実）」を収穫しています。私たちが自らの手でその果実を刈り取るまで、果実がなくなることはない、という宇宙法則です。よい果実も悪い果実も、種をまいた本人が刈りとる義務を負います。

自分が今持っている何か最高のもの（気持ちでも何でも）を世に与えれば、最高のものが必ず自分へと返ります。

だれかを気遣う、思いやる、そんな気持ち、優しい種を普段からまき、それがどんな形で返ってくるのか試してみたらどうでしょう？　これならだれにでもすぐにできます。

2　恩送りの法則（恩はいつか必ず返ってくる）

何かをしてあげた相手からのリターンを期待するのは、野暮です。宇宙はそのお助け、行動を全部知っていて、私たちを見守っています。あなたが別のときに何かで困ったら、どこからともなくヘルプされるような仕組みを用意しています。

恩は返してもらうのではなく、世の中でグルグル回すものなのです。

ソロヨガ思考20

「運がよい」ということは宇宙「神」に支援されている証拠

運気がよいということは、宇宙に支援されているというのと同じことです。宇宙の法則通り生きれば、宇宙から支援され、運気もよくなるのです。

私は「ありがとうございます」という言葉を心がけて使っています。

これは最強の口ぐせであり、宇宙が最も好きな言葉の一つです。

《運気をよくする要因》

・他人の長所を見る
・他人の幸せを喜ぶ
・すべてに感謝する
・自然との共生を感じる
・良心に従う
・自分に対して変化を求める
・約束を守る

《運気を悪くする要因》

・他人を恨む
・他人を羨む
・愚痴をこぼす
・他人のせいにする
・他人の不幸を喜ぶ

・他人の幸福を妬む
・自分の悲しみや苦痛を振りまく
・すべてにおいて無責任
・相手を無視する

宇宙はキャッチボールを楽しむ（作用反作用の法則）の法則に従えば、悪い想念や言葉はそっくり自分へと返ることがわかります。宇宙の仕組みは意外と単純なのです。

ソロヨガ思考21　自然界は何が起こってもすぐ再スタートする

自分でコントロールできない部分をあれこれ考えてもどうしようもありません。私たちにできることはコントロールできる部分に、ベストを尽くすことしかありません。そして自分の人生は自分でコントロールする、という気概をもつことが大切です。

とはいえ、人間は弱い面も持っています。昨日誓ったことが早くも今日、挫折することもあります。それが人間です。でも、そこからが大切なのです。そんなとき、次のヘレ

ン・ケラーの言葉を読んでみてください
「たとえ何が起こっても、始め続けなさい。
失敗したときはいつでも、再び繰り返して始めなさい。
あなたが目的を達成することがわかるまで、より強く成長するでしょう」
大事なことは、何度でも再スタートすることです。

ソロヨガ思考22　ものごとには「成長曲線」がある

ものごとには、成長曲線というものがあります。スポーツをやるにしても、ヨガをやるにしても、趣味をやるにしても何にしても、階段を上るようにスムーズに進化・成長していくものではありません。バドミントンやヨガに打ち込んできた私の経験上、成長曲線は次のようなものになります。

・スタート
←

・しばらくは効果を感じない（停滞期）※ここでやめる人が多い

・しばらくして効果を感じる（成長期）

・上がったり、落ちたりガタガタする。ひどい時期にはスタート期を下回る（混乱期）

※ここでやめる人が多い

・スランプを乗り越え、少し落ち着く（停滞期）

・再び効果を感じる「成長期」――この繰り返し

・ゴール

長い目で見れば、着実に成長しているにもかかわらず、停滞期、混乱期でやめてしまう人が多いのは実にもったいないことです。「継続は最大の力なり」。正しい目標を持って行動を継続すれば、必ずゴールに近づいていきます。

ソロヨガ思考23　よいエネルギーを取り入れれば、よいエネルギーを放出する

私たちはエネルギー源を食べ物から取っています。ただし、食べ物だけではないことも頭に入れておかなければなりません。太陽の光、空気、水なども重要なエネルギー源なのです。大きく分類すると、よいエネルギー源は次の５つです。

1　よい食べ物

食べ物には純粋なものとそうでないものがあります。現代生活では難しいかもしれませんが、できるだけ純粋な食べ物を取るように心がけたいものです（ソロヨガ生活習慣3参照）。

2　太陽の光

これほど強力なエネルギー源はありません。強力なだけに取り入れる量をよく考えて。薬と毒は紙一重と言いますが、取り過ぎれば害となります。気持ちよい分を取り入れればＯＫ。

3　よい空気

酸素だけでなく、大気中にはいろいろな未知のパワーが含まれています。深呼吸、森林浴、海水浴、様々な呼吸法や、違った場所に出かけることは「気」（エネルギー）を養うことに。家の中にじっとしていると、どうしても気のエネルギー（元気）が不足します。

4　よい水

水と水分は違います。ジュース類は水分ですが「純粋な水」ではありません。変？な話ですが、仙人は霞《かすみ》を吸って生きていたそうです。（霞＝空気中のエネルギー＋純粋な水のエネルギー）

5　**自己製造**
自力合成エネルギー。これこそ未知のエネルギーであり、科学の世界でも証明されていません。ただ証明できないだけで世界には想像を絶するパワーを発揮する人は大勢います。

ソロヨガ思考24　大事なことは、「直感」「霊感」「内なる声」が教えてくれる

運がよい人、成功者と呼ばれる人、著名人でなくても多幸感を持つ人の特徴は次のようなものです。

・直感（霊感）を大事にし、すばらしい未来の到来を信じられる人
・森羅万象による大いなる力を信じ、宇宙はいつも自分を守ってくれる、支えてくれていると実感する人
・よいも悪いも含めて、宇宙が人生に与えてくれるものをすべて素直に受け入れようと

考える人

・自分のことを信じている人

一方、「宇宙使いのプロ」になるには、

・だれもが創造主である

・みんな集合無意識でつながれている

・超意識がヒントをくれる

これらの事実を忘れないことです。

内なる声は私たちの本心であり直感（霊感）は高次元からのヒント。逆らわず本体とつながれ、ということでしょう。

ソロヨガ思考25　宇宙は調和（バランス）を重んじる

ヨガの意味は調和（バランス）です。

身体の調和は健康へとつながり、世界の調和は平和へとつながります。

人類究極の目標は万人の「健康と平和」ではないでしょうか？

ということは、どんな運動や活動をしても、健康と平和につながらなければ意味がないとも言えます。自分が健康で心が平和になることで、世界が健康で平和になっていくのです。

「調和」は手段であり、「健康と平和」は目的です。後者の目的のためにこそ、私たちの生活に調和が必要になってくるのです。

宇宙は常にバランスを取っています。宇宙のルールに調和することが、健康と平和への自然な道です。心身両面でいかに宇宙の法則を体験、体感、体得していくかが鍵となるのです。そのためには、「宇宙の法則」を学び、実行し、人に教えることです。

それはソロヨガを通して実現できます。あなたは体で宇宙の法則に調和し、心で感じて学び、宇宙の法則に調和した生活を送ることができるでしょう。

ソロヨガ思考26　宇宙は自律しているものを応援する

健康や美容は、まず自分自身で管理しましょう。

世の中には様々な健康法、美容法があります。私はこれらを否定する気はまったくありませんし、病院、薬品、美容健康器具、美容健康食品、整体、カイロ、マッサージ、エステサロン等がありますね。

しかし、まずは日々、自分の力で自分自身を整えた上で他の協力を求めるという姿勢が大切です。自力本願（自己管理能力「大」）のほうが他力本願（自己管理能力「小」）よりもはるかに効果的だからです。他力のものをより効果的に利用するためにも、自分自身の心身を日々整えていくといいでしょう。

人はネガティブな状態や苦しい状況に置かれるとマイナス思考に陥りやすく、自信を失い、他に頼りたくなります。それはそれでしかたのないことかもしれませんが、その場、その場で必ず今の自分にできることはあるものです。

1　常にプラス思考、前向き思考を忘れないよう心がけ

２　まず、人間（自分）が本来持っている能力を信じ
３　今の自分にできることを実行しながら
４　そのうえで他の協力を求める

一番大切な健康は自分でつかむ（自己管理する）という気概を持ちましょう。健康の好循環サイクルは次のようなものです。

健康↓自律（自己管理）↓生きがい（夢、目標）↓ますます健康！

人の生き方には唯一の正しい方法はありません。自分らしい、自分に合った、自分にしかできない正しい健康法と生き方をしていきましょう。

しかし、何らかの方法で、自分の心と体を整えることは、絶対に欠かせない作業だと思います。その一つの方法論として、ソロヨガをお勧めしたいのです。

ソロヨガ思考27

生命の働きは、余分な物を持ったり必要なものを失ったりしない

ソロヨガを続けると、太り過ぎたり痩せ過ぎたりせず、その人に適した体形になっていきます。宇宙は不足しているものを補充してくれることはありますが、余分なものは処分してくれません。食事などで取り込んだエネルギーは、運動等、何らかの方法で発散させる必要があります。収支のバランスを取る必要があるのです。

《エネルギーを入れる》

①食物
②呼吸（酸素等）

《エネルギーを出す》

①体を動かす
②思考（頭を使う）

③しゃべる

あなたはどのようにエネルギーを発散していますか？　３つのバランスを取って上手に発散しましょう。残留エネルギーは心身にマイナスの効果をもたらします。収支のバランスが取れず、エネルギーを出しきらないと、そのエネルギーは決してよい方向には向かわないで、様々な病気、精神・神経的な病気等、何らかの害となって現れてくるのです。

ソロヨガ思考28　宇宙は無理せず、怠けず、活動をし続ける

私が中学生のとき、保健体育の時間に勉強した「ルーの法則」というものがあります。ルーの法則（三原則）とは、身体（筋肉）の機能は、

1　適度に使うと発達し
2　使わなければ退化し
3　過度に使えば障害を起こす

というものです。

そして身体作りをする上で大切な三大要素として、トレーニング、食事、休養を挙げています。ごく当たり前のことを言っているのですが、「適度」「過度」の基準がはっきりしていません。むしろ過度な運動で故障する人が多いのが現状かもしれません。

ソロヨガでは「適度」の基準は、「気持ちよく（心地よく）続ける」、これだけです。これだけではプロの運動選手にはなれないのでは？　と思うかもしれません。しかし、私たちの究極の目標は「健康と平和」であることを忘れてはいけません。

気持ちよく続けるだけで進化向上し、エネルギーを溜めることができます。気持ちよく続けるだけで、信じられないスーパーマンが誕生するかもしれません。

ソロヨガ思考29　ヨガ年齢は、健康寿命とよく似ている

私たちの永遠のテーマとして、「少しでも若くありたい」というものがあると思います。真の若さはどちらだと思いますか？

1　化粧などの外見上の若さ、筋力だけの体力年齢
2　内臓、組織、血液、骨、関節　など内からにじみ出てくる真のヨガ年齢

実際の年齢が50歳の人でも、その動作、容姿から60歳に見える人も、40歳に見える人もいます。実に20歳の開きがあるのです。

私たちが目指すのはヨガ年齢です。しなやかな体の動きを保つことが、若さを保つことになります。「やわらかさ」だけではダメ。「強さ」だけではダメ。両方必要なのです。

実際には相反する両者を一つにすることは非常に難しいことです。しかし、それを可能にしてくれるのが、ヨガなのです。体がしなやかになると、「心」や「頭脳」までがしなやかになるのです。

ソロヨガ思考30　宇宙は中立の立場でよいも悪いも判断しない

人生で起こることは、海の波のようにあるがままのものです。本来、すべて中立であっ

て、現象によいことも悪いこともありません。しかし、人間の思考や感情は、「これはよいこと」「あれは悪いこと」と決めつけます。

自分に起こる（やって来る）出来事をどのように解釈していくかで人生が決まります。

×「悪いことが起こりませんように」とビクビクした中で生活していく

○「私に起こることは、神様が決めたことだから、すべて受け止めよう」という態度で生きる

たとえ自分に何が起ころうとも、起こる現象から自分に何かできることを考え、目の前のことを淡々とこなしていく——こういう心構えが大切です。

コラム　私とソロヨガ③　ヨガの感覚がビジネスでも助けに

50歳を過ぎたあたりから私は不動産賃貸業を始めました。会社を作って軌道に乗せ、60を過ぎたあたりでは、ついに経済・時間的な自由を獲得することができたのです。

しかし、私はもともと経済観念がまったくなく、ビジネスが苦手な人間です。教職をヨガに専念するために辞めて、時間を作っては世界を旅して回っていたような人間ですから、俗世離れしたところがあったのです。

学生時代から団体生活も苦手でしたし、一般的な意味では、今でも人付き合いも得意とは言えません。しかも、不動産業界にはまったくの素人……そんな自分が何とかこのビジネスを軌道に乗せることができたのは、ヨガをやっていたおかげでした。

私が続けてきたソロヨガは、「自分が自然に気持ちいい、心地よいポーズを毎日やるのがコツ」です。それによって自分の身体感覚が敏感になってきて、気づけば、不自然な波長を感じたり、ある意味では、人を見る目ができてきたのかもしれません。

正直な話、大きなお金が動く不動産関係は、ヨガとは対極の人たちが多い世界です。一見、上手い話や、危ない話もたくさんあります。

しかし、「気持ちいい」「心地よい」「自然」という感覚を数十年、独り、ソロヨガでコツコツと養ってきた私は、「この人とならビジネスができるな」「契約できるな」という感覚だけはありました。それで、心地よく感じられる人とだけビジネスをしてきて、大きな失敗もなく、少しずつ会社を軌道に乗せることができたのです。

「儲け第一」といった感じの不動産業者などは、何となく肌に合わなかったり、違和感を覚えることが多いので、極力、近寄らないようにしていました。

一方、大きな物件でリスクがあったとしても、空気感がよければ「これならいける」と購入したり、手堅く見えても「ちょっとこれはな」という場合は手を出さないなど、ビジネスの押し引きの部分に関しても、ヨガで養ってきた直感を大事にしていたのです。最初のスタートで2つ3つの物件が順調に滑り出して上手くいったこともあり、「この感覚を大事にしてやっていけばいいんだな」という自信が付いたのも大きかったです。

ソロヨガは、心身の健康を育んでくれるものです。心を平和にして、創造的な感覚を養ってもくれます。しかし、それだけではなく、「心地よい」という感覚から、「自然」「宇宙」といった世界へとつながっているこの万能の運動は、「ビジネス」の世界でも生かすことができるのだ、と知ったのです。

第4章　ソロヨガ運動の方法と効果

上手下手は気にしない

ソロヨガは単に体を動かすポーズだけでなく、日常の動作・食生活から生き方・考え方まで、自分に最適なライフスタイルを発見していくことを目指した生活ヨガ・生涯ヨガです。ヨガにはいろいろな姿勢のポーズがありますが、ソロヨガでは人間の生活に欠かせないポーズだけを練習します。

ポイントは、**全身に刺激を与えること**です。動きやすい服装なら何でもOKです。上手下手は気にする必要はありません。最終的には一人で、マイペースで1時間練習することができればベストでしょう。

《ソロヨガはこんな練習をします！》

・「前」へ倒すポーズ
・「後」へ反るポーズ
・「横」へ曲げるポーズ

・「捻」じるポーズ
・「逆」転するポーズ

これらいろいろな姿勢のポーズを取ることで全身をフルに使い、全身に刺激を与えます。できる・できないではなく、全身に刺激を与えることが重要なのです。

最初から完全なポーズができるはずはありません。

カッコ悪くてもＯＫ。できる範囲でやりましょう。

本書の巻末には、各ポーズの方法とポイントと、姿勢を10級から1級まで解説した評価表があります。自分にとって心地よいと思える級位から始めて、少しずつ高い級を目指してみましょう。

そのポーズがその人にとって適度な刺激であること――それが一番重要なのです。

ソロヨガ・オリジナルポーズの勧め

次からソロヨガのオリジナルポーズの効果を紹介しますが、それぞれの目的に対してのお勧めポーズをご紹介しておきます。

・時間がなくて一つだけ実施するならこのポーズ⇓ポーズ1
・腕の健康を保つならこの運動⇓ポーズ14
・背骨のしなやかさを保つならこの運動⇓ポーズ12
・全身の老化防止ならこのポーズ⇓ポーズ6

いずれも簡単に取り組める運動ばかりですが、効果が感じられるようになるにはコツコツ継続するしかありません。体は覚えているので自然に可動範囲が広がります。

各ポーズとも巻末の級位表のイラストを見ながら、自分にできる範囲のポーズから始め、少しずつできるポーズを増やしていきましょう。

1　トラのポーズ

◎効果――一つだけやるならこのポーズ！

・ちょっとした体の疲れならすぐに解消する。

・前屈と後屈の両方ができるので、準備運動として最適。
・普通の生活では前屈姿勢が多いので、修正体操としても最適。

2　ぐるぐるアンクル

◎効果――血行改善と冷えの防止
・健康のカギ（足）の老化防止と全身の不調撃退。
・全身の血流がよくなり、高血圧の人も低血圧の人も血圧が安定。
・動悸、息切れで苦しいとき、不思議に胸が楽になる。
・首や肩のこりが取れる。
・脳の充血がたちまち取れ、頭の疲れがすっきり解消。
・痛みを引き起こす足の筋肉の緊張が取れ、ひざの痛みが軽快。
・下半身のだるさ解消には特に有効で、回すとすぐに足腰が軽くなる。
・胃腸を丈夫にし、便秘体質を改善する。
・足の血行改善に速効があり、足の冷えの防止に有効。
・中高年に多いねんざやこむら返りの予防に大変有効。

・足首の贅肉が取れて引き締まった脚線美になる。
・つまずいたり、転んだりすることがなくなる。
・足首への重心のかけ方によって偏った使い方をしている場合が多く、ぐるぐる回すことで関節のすべてを平等に刺激し、修正運動となる。

3 弓矢を引くポーズ

◎効果――内臓によい影響
・腹部の器官によい影響を与え、消化不良、便秘、肝臓肥大等に効果がある。
・背骨を柔軟にして神経組織を整える。
・股関節、ひざ関節、足首、肩関節、ひじ関節等を柔軟にし、強化する。これらに関係する筋肉を柔軟にして姿勢を美しくする。

4 合せきの前屈ポーズ

◎効果――女性ホルモンの分泌
・萎縮していた股関節と内股の筋肉を伸ばし、腰から腿《もも》にかけて柔軟にし、カチカチに硬くはりついている腰から腿にかけての贅肉を落とす。
・女性ホルモンの分泌がうながされる。
・腰のゆがみを正し、生理痛、生理不順に効く。
・前屈すればするほど腸を刺激するので、便秘に効果的。

5　長座前屈のポーズ

◎効果――足のむくみ解消
・腰から足の筋肉の萎縮をとりのぞき、下半身の血行をよくする。
・足のむくみ、だるさ、疲れを取るのに最適。
・足の裏側、アキレス腱、ひざが伸ばされ、すらりと伸びた美しい足になる。
・腹部の筋肉が強く収縮され、腹部のうっ血が取り除かれる。
・胃腸の働きが活発になる。
・たるんだ腹部が引き締まってくる。

6　開脚前屈のポーズ

◎効果――全身の若さを維持する（老化防止）

・腰から足の筋肉の萎縮をとりのぞき、下半身の血行をよくする。
・足のむくみ、だるさ、疲れを取るのに最適。
・足の裏側、アキレス腱、腰が充分に伸ばされるので、すらりと伸びた美しい足をつくる。
・胃腸の働きが活発になり、たるんだ腹部が引き締められる。

7　弓のポーズ

◎効果――全身の疲れをとる

・背骨全体を強化し、自律神経を調整する。
・副腎皮質ホルモンの分泌をうながし、代謝の力を高める。
・前屈姿勢を正し背骨を強化するため、背が伸びる。
・腕が弓の弦のように強くひっぱられるので、肩から腕のつけ根の関節と筋肉が柔軟になり、眼の疲れ、肩こり、五十肩がなおる。
・腰のゆがみがとれて、腰痛によく効く。

・腰から腿裏にかけて筋肉が強く収縮され、ヒップアップ効果があり、腿の裏側がスッキリしてくる。
・腹部のうっ血がとれ、便秘がなおる。
・不快な気持ちを取り除いて積極性を促す。

8　コブラ → 大コブラ → ネコのポーズ

（体を反らす3つのポーズを連続させました）
◎効果――婦人病と泌尿器病に効果のある若返り法
（コブラ）
・腹圧を強め、消化能力、排泄能力を高める。
・気管支を強化するためへんとう炎、アデノイド、せきなどに効果あり。
・劣等感を克服し、意志の強い人間になる。
（ネコ）
・腰の疲れや痛みを緩和する。
・腰椎や腰の周囲の筋肉が柔軟になり、動作が機敏になる。

9　空見のポーズ

◎効果――健康&美容

（健康的効果）

・血液は体の中心である神経中枢に集まってすべての循環器を活発にする。

・全身の緊張で神経を強く刺激し、血管や汗腺を新鮮にする。

・脚部の痛みをとり、関節炎やかっけの予防になる。

（美容的効果）

・骨盤を引き締め、太りすぎを抑える。

・排泄機能が高まり、汚物の滞留を防ぐ。

・腹筋を強め、背筋を柔らかくして美しいシルエットをつくる。

10　逆さか立ち

◎効果――ダイエット&美容

・新陳代謝をよくして無駄な脂肪を落とす。

・便秘　頭痛　眼の疲れ　肩こりによい。

・脳の働きを活発にする。
・低血圧の人にもよい。
・臓器の下垂　冷え症　痔などにも効き目がある。
・甲状腺を刺激し　ホルモンの分泌をよくするので　美しい肌と若さを保つ。

11　鋤《すき》のポーズ

◎効果――筋肉を伸ばし、内臓の疲れを取る
・首すじ、背骨、腰、足裏、アキレス腱と、体の裏側の筋肉を充分に伸ばすことを目的としている。
・首や背骨のゆがみを正し、内臓の働きを高める。
・足のだるさ、疲れをとるのに特効がある。
・首や肩のこり、便秘症、胃・肝臓の疲れに効果がある。
・腹部の筋肉が強く収縮するので、腹筋が強化され、腹の脂肪を落とす。

12 赤ちゃんのポーズ→起き上がり

◎効果——体の中心、背骨の若返り（強さと柔らかさ）

・丹田「ヘソ下5センチあたり」を中心に全身の力を集約して、運動する能力を養う。全身を効率的に使用する力がつく。

・背骨の強さと柔らかさの両方が必要なので、しなやかな背骨になり、体幹が鍛えられる。

・丹田「ヘソ下5センチ」に　力を統一する練習が必要なので腹筋が鍛えられ、お腹が引き締まる。

13 乙女のポーズ

◎効果——肺活量を多くし、自信を高める

・前かがみ姿勢で萎縮した体の前側部分を強く引き伸ばす（特に、腰、太腿前部、胸、首すじ前部に強い刺激がある）。

・肺活量を多くし、呼吸を強くする。

・腰痛防止に効果的。

・甲状腺を刺激し、のどを強くする。

・肩こり。五十肩にも効果的。
・胸を強く張るので、気持ちが大きくなり、小心者には自信が付いてくる。

14　アームツイスト

◎効果――腕（肩から指先まで）の健康を保つならこの運動！
・腕全体（肩から指先まで）の故障を防ぐ。
・しなやかで美しい腕をつくる。
・肩こり、ひじ痛、手首の故障、腱鞘炎の防止。

15　ラクダのポーズ

◎効果――肝臓と腎臓を刺激＆婦人病や糖尿病にも効果
・背骨を強く柔らかくする。
・肝臓を刺激し、解毒作用が盛んになる。
・腎臓を刺激し、利尿作用が盛んになる。
・腰部に強く作用して婦人病に効く。

・姿勢が美しくなる。
・全身の血行をよくする。
・倦怠、肥満、リウマチ、糖尿病などによい効果。
・肩こり、腰痛。

16 背中での合掌《がっしょう》

◎効果――肩こり、リウマチ、関節炎、五十肩に特に効果あり
・腕のつけ根の関節と筋肉が極限まで動かせるので、肩や首すじ背中まで刺激がいきわたり、肩こり、リウマチ、関節炎、五十肩に特に効果あり。
・手の平がぴったり合うようになると、指先の血行がよくなり、腕のだるさ、指の疲れが、すっきりとれる。
・うなじから肩、腕にかけてべったりはりついた贅肉をきれいにおとし、すっきりした上半身をつくる。

17（あおむけに寝て）ねじりのポーズ

◎効果――ねじりの基本はまずこのポーズ！
・骨盤のゆがみを修正する（左右で苦手なほうを多く練習する）。
・腰まわりをすっきりさせる（ウエストを引き締める）。
・肩こりを解消する。
・内臓の疲れをとる。

18（座って）ねじりのポーズ

◎効果――ウエストの引き締め
・ウエストの筋肉を引き締める。
・全体のホルモン分泌を盛んにして皮膚を若返らせる。
・体のゆがみを正す。
・肝臓、腎臓の働きを活発にする。
・首や肩の硬化を取り、首から肩にかけて美しい線を生む。

19　結跏趺坐《けっかふざ》

◎効果――心身のくつろぎと「あらゆる疾病の破壊」

・この座法は、心身をくつろがせ、その効果ははかりしれない。
・腰や腹部の血行がよくなり、背骨や腹部器官が調整される。
・泌尿器系統の不調をなおし、腎臓を整える。
・月経不順、卵巣機能を正常にします。
・足と腰を強くし、膝とくるぶしのこりをなおす。
＊ヨガの座法の中で最も重要で価値の高いもの。
＊この座法は「あらゆる疾病の破壊者」といわれる。

20　アーチのポーズ

◎効果――全身の活性化

・腹部の贅肉がとれ、減量にも役立つ。
・快適な排泄が行われ、肌荒れ、ニキビ、ふきでもの等をなおす。
・背柱、腹筋、骨盤に作用して美しいプロポーションを整えてくれます。

・血液が全身にみなぎり、体すべてを活性化する。
・全身の筋肉を伸ばして、柔軟さと弾力性をよみがえらせてくれる。

コラム　私とソロヨガ④　ヨガは個人のアート

ヨガそのものはインドの伝統的なヨガが枝分かれして、いろいろなものがあります。私がやっているヨガはハタ・ヨガといって、体操中心のヨガです。瞑想を目的としたヨガもあるわけですが、私の場合はスポーツの延長線上から始めたので、基本は運動するためのヨガでした。しかし、一人でソロヨガをやっていると自ずと自分の心に向き合っていくので、瞑想に近くなっていきます。いつの間にか、いろいろなものに感謝するようになったり、見方が広くなっていきました。

今、私は「ヨガは個人のアート」だと捉えています。

ヨガには伝統的な型がありますが、続けていると、それだけだと物足りなくなっていくのです。完成ポーズを取っていても多少余裕があると、気持ちよくできる範囲でさらに揺すったりとか、自分の好きな方向に動かしたり、ねじったり、弾みをつけたり……そういうことがより効果を生んでいく。そこで気持ちがよくなれば初めて完成ということになります。どんなポーズでもそれがあるのです。するとゴールがない世界になり、ヨガが個人のアートになっていきます。

ソロヨガをやっていると日々進化が感じられるので、常に前向きの気持ちが保てます。今、私は75歳ですが、限界は感じていないし、まだまだ進化を感じられるのです。私自身、いくつになってもヨガで進化を続けることに挑戦して見本を示さなくてはならない、証明しなくてはならない、と思うこともあります。

今は、自分のヨガの練習が精一杯で、人にはあまり教えていません。しかし、これから80、90歳を過ぎてもそういうヨガをしている人がいる、というだけで、広い意味で見れば役に立つのかな、と思ってやっています。

高齢になって、病気がちになって気持ちが暗くなってしまったり、定年退職後、夢とか目標がなくなって毎日退屈している……そういう高齢者が日本人には多いと聞きます。しかし、そういう人たちにも希望が持てる方法の一つとして、ぜひソロヨガをお勧めしたいのです。

「何歳からでも始められるソロヨガどうですか？」と。

ソロヨガを始めると、自然に人生の流れを変えることができます。

だれでも、いつからでも、無料で始められる完全無条件運動です。自分が心地よい範囲から無理せず始めて、少しずつ進歩していけばいいのです。

ソロヨガ評価表

1 トラのポーズ Tiger

分類 **全身**

効果

ちょっとした体の疲れを解消

方法とポイント

①正座から前屈して腕を伸ばす

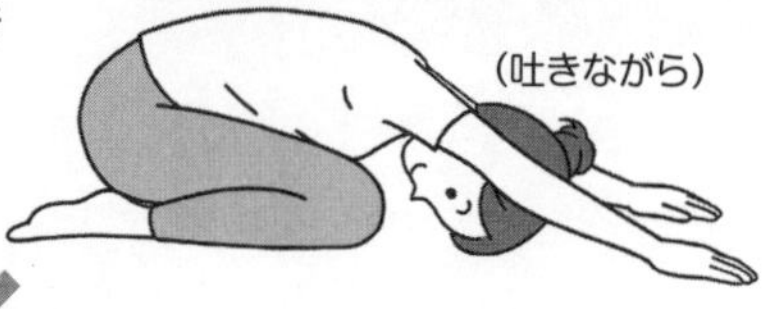

②腰を上げる

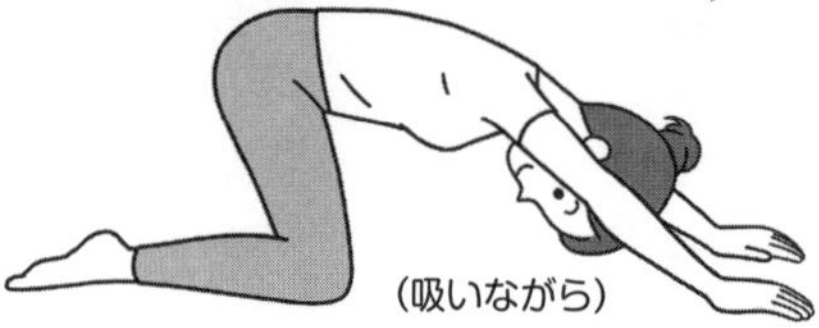

③腰を反らす

(目は天井限界を見る)

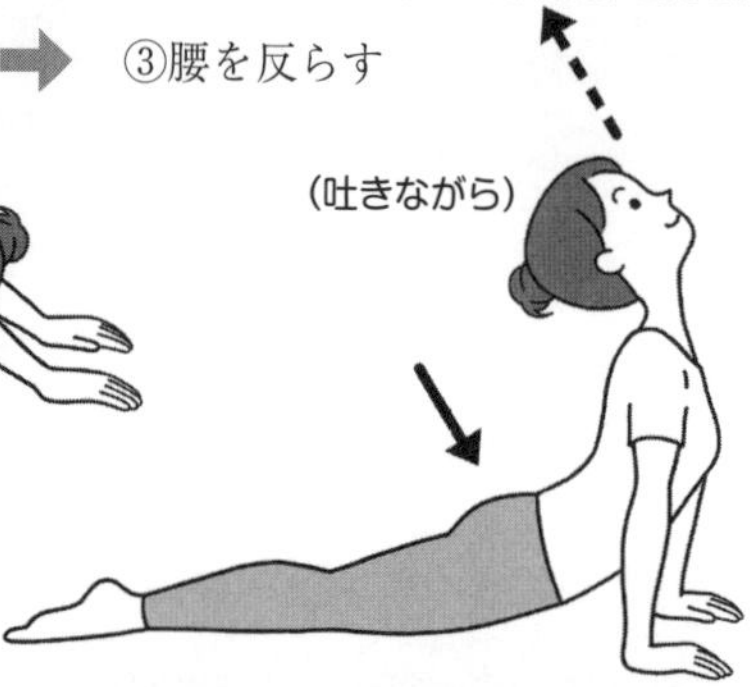

○慣れてきたら、前屈・後屈時のポーズを自然呼吸で長く続ける。

級	条件				○	
10	一往復	正座から前屈 腰を伸ばす	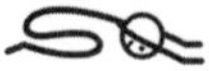	息を 吐きながら		まず、昨年できた級まで○印、今年できた級は◎印
9	一往復	腰を上げる	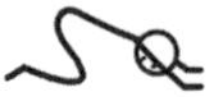	吸いながら		
8	一往復	腰を反らす	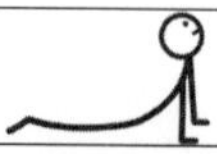	吐きながら		
7	一往復	腰を上げる 正座にもどる	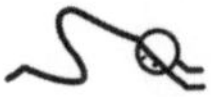	吸いながら		
6	もう一往復	同上（10～7級） さらに強く 伸ばす／反らす ことを意識		吐きながら		
5	もう一往復			吸いながら		
4	もう一往復			吐きながら		
3	もう一往復			吸いながら		
2	反らした時に 腰を床につけたまま腕を完全に伸ばせる					
1	気持ちよく流れるように動作できる					

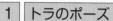

2　ぐるぐるアンクル　round and round Ankle

分類
下肢

効果

血行改善と
冷えの防止

方法とポイント

○伸ばした脚のひざ手前にもう片方の足首をのせる
○足先をつかみ、大きく円を描くように前回し、後ろ回しをくり返す
○伸ばした脚のひざを少し上げると大きく回しやすい
○グリグリ、ゴリゴリ音がするぐらい回してもよい

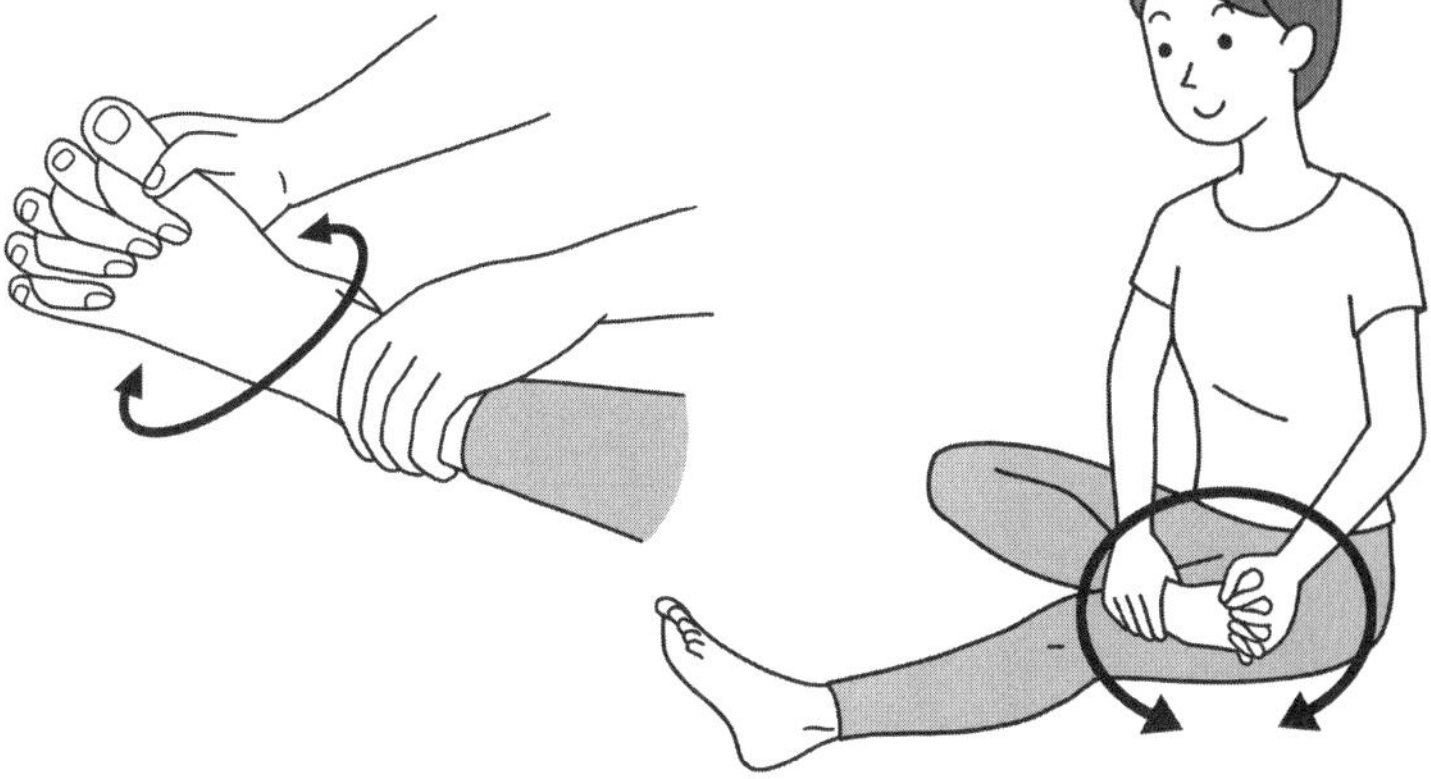

級	条件			○
10	準備姿勢づくり（股関節を柔かくする）	伸ばした片脚の腿の上に、他方の足首をのせる（できるだけ体に引き寄せる）		
9		ひざを手で押さえて床につけるように押す（痛くない程度に反動をつけ繰り返す）		
8		足首よりもひざの位置が高い		
7		足首とひざがほぼ平行		
6		足首よりもひざの位置が低い		
5		ひざが完全に床につく		
4	伸ばした脚のひざ手前に足首をのせて回す（伸ばした脚のひざを浮かすと大きく回る）		余裕なし	
3	〃		余裕あり	
2	足指と手指を組んで足首を回す		余裕なし	
1	〃		余裕あり	

まず、昨年できた級まで○印、今年できた級は◎印

3 弓矢を引くポーズ drawing a Bow

（左右あり）

分類
ねじり

効果

内臓を整える

方法とポイント

背中を反らせるようにして体をねじる

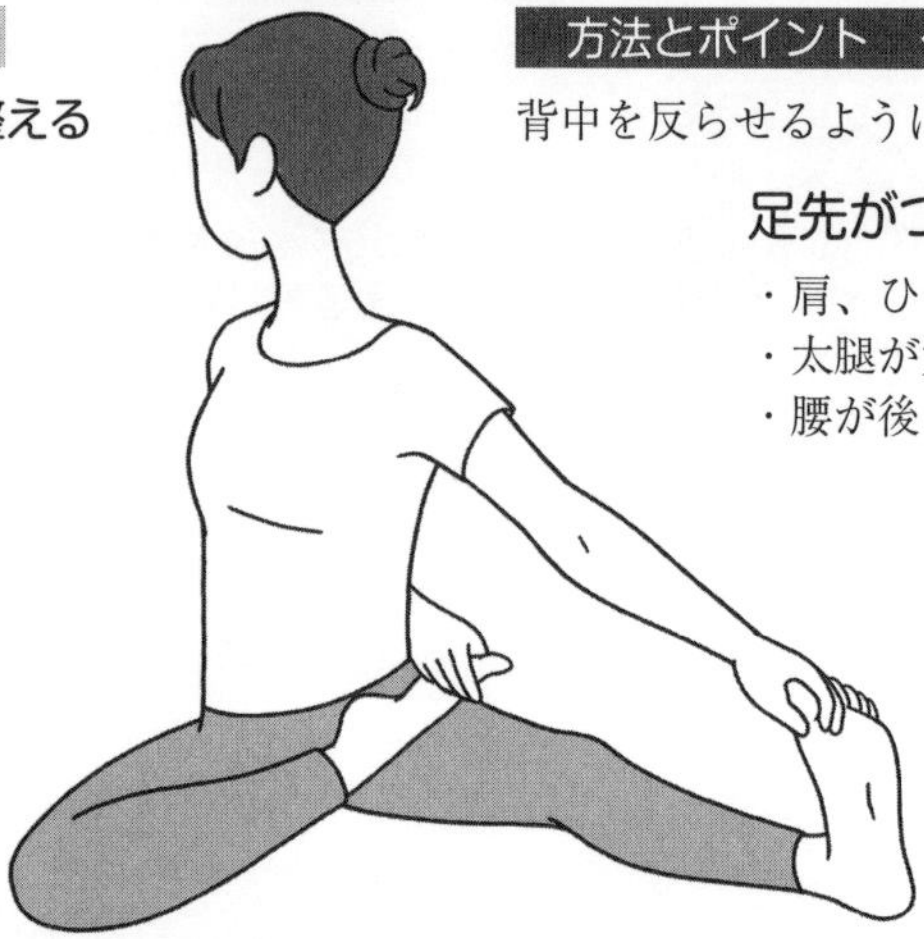

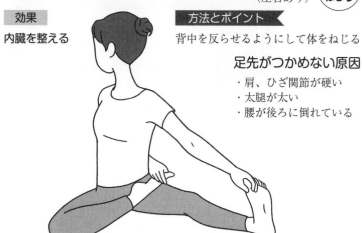

足先がつかめない原因

・肩、ひざ関節が硬い
・太腿が太い
・腰が後ろに倒れている

級	条件		○
10	「半レンゲ座」（片脚を曲げて太腿の上にのせる）できるだけ手前に引き寄せる		
9	「半レンゲ座」で曲げた脚のひざを床につけるように練習する（股関節を柔らかくする）		
8	「半レンゲ座」で伸ばした足先をつかむ		
7	他の腕を背中にまわして、足先をつかむ練習をする	全然届かない	
6	〃	手先が背骨を越える	
5	〃	もう少しで届く（数cm？）	
4	〃	足先に触れることができる	
3	一方はつかめるが、一方はつかめない		
2	左右両方向とも手で足先がつかめる	余裕なし	
1	〃	余裕あり	

まず、昨年できた級まで○印、今年できた級は◎印

4 合せきの前屈ポーズ bending Waist with joinning soles

分類
前屈

効果

女性ホルモンの分泌

方法とポイント

○足の裏と裏とを合わせる。
○踵を恥骨の方へひき寄せる。
○背筋を伸ばす。
○息を吐きながら前屈する。

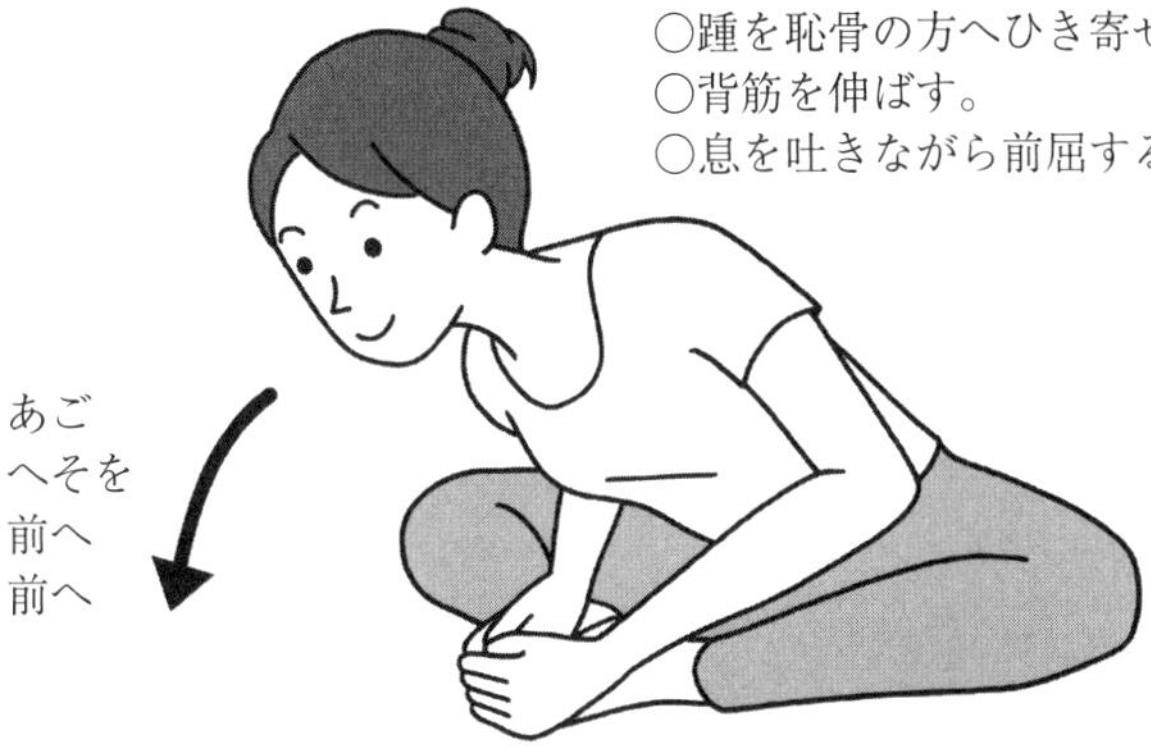

級	条　件		○
10	3大条件	・足の裏同士を合わせる	
9		・踵を体に引き寄せる（10cm 以内）	
8		・背すじをまっすぐ伸ばす	
7	両ひじを足につける		
6	両ひじを床につける		
5	こぶし2つにおでこがつく		
4	〃　1つに　〃		
3	おでこが床につく 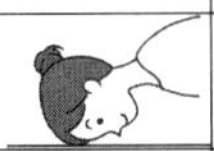		
2	鼻が床につく 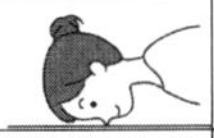		
1	顎が床につく 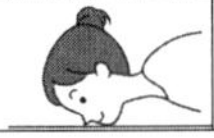		

まず、昨年できた級まで○印、今年できた級は◎印を記入

5 （長座）前屈のポーズ　bending Waist

分類
前屈

効果

足のむくみ解消

方法

①〈良い例〉

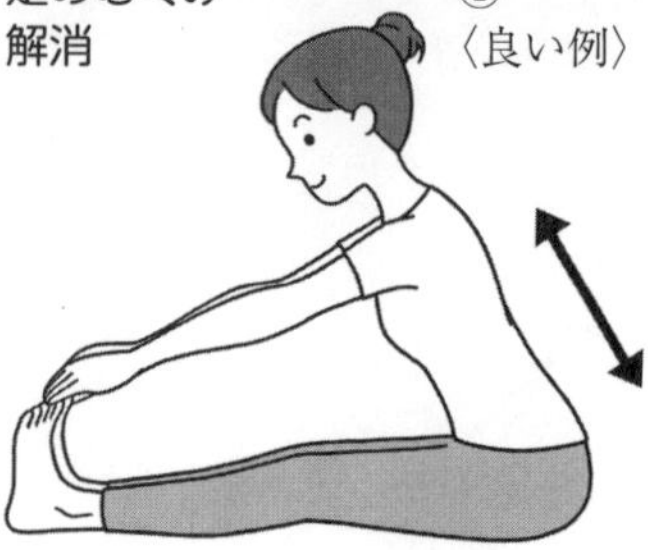

背中を丸めない〈悪い例〉

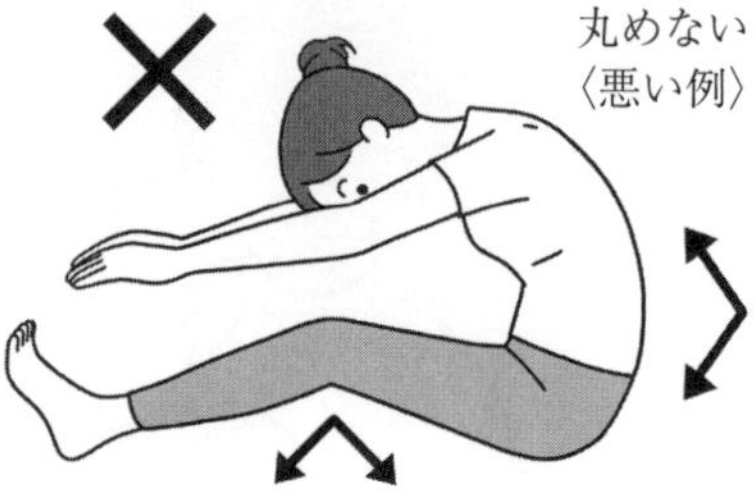

②アキレス腱を伸ばす

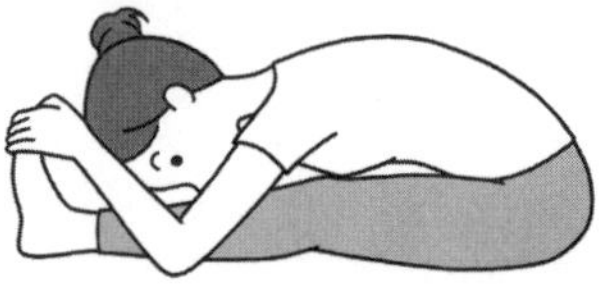

級	条件	○
10	足首がつかめる	
9	足先がつかめる	
8	手の平を返して親指がつかめる	
7	背中の角度 45°ぐらい	
6	もう少し（10cm 以内）でおでこがつく	
5	もう少し（5 cm 以内）でおでこがつく	
4	おでこがつく	
3	あごがつく	
2	ひじ・顔がつく	
1	胸・ひじ・顔がつく	

まず、昨年できた級まで○印、今年できた級は◎印を記入する

6 （開脚）前屈のポーズ bending Waist with spreading out legs

分類 **前屈**

効果	方法
老化防止	①胸が床につかなくてもいいから［へそ］を前に前に出す気持ちを持ち続けることが大切です。

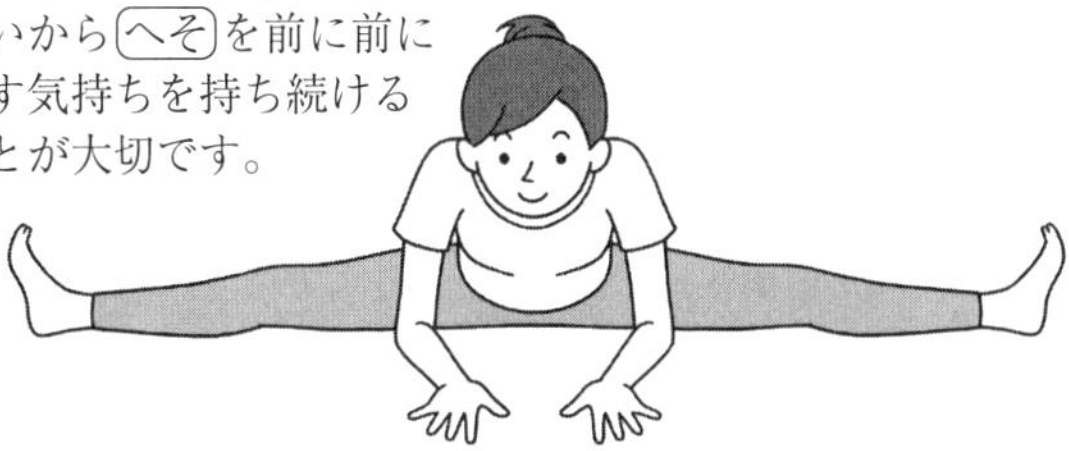

②ここまで来たら［不老のポーズ］（別名）の完成です。

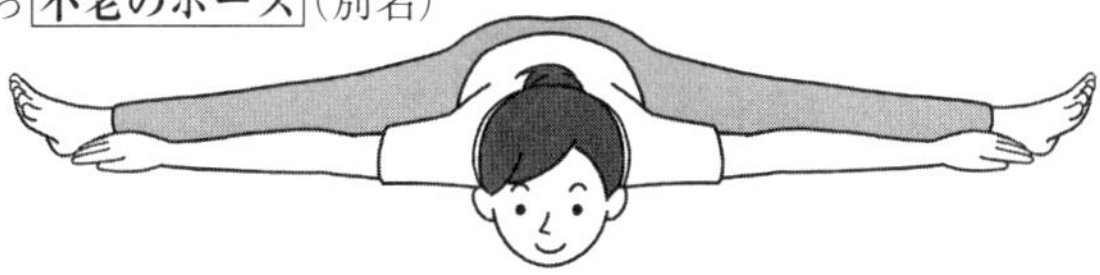

級	条件	○
10	足を 90°（直角）以上に開くことができる	
9	足先を結ぶ線より前方に手の平がつけられる	
8	ひじがつけられる	
7	ひじをついた手の平の上にあごがのせられる	
6	もう少しで（10cm）おでこがつけられる	
5	もう少しで（5 cm）おでこがつけられる	
4	おでこがつけられる	
3	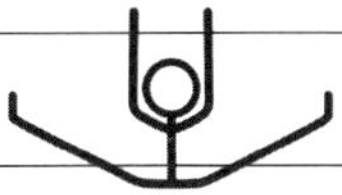 あごがつけられる	
2	あご・胸がつけられる	
1	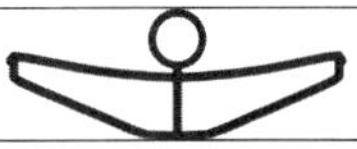 コウモリのポーズ	

まず、昨年できた級まで○印、今年できた級は◎印を記入する

7	弓のポーズ Bow	分類 反り

効果

全身の疲れをとる

方法とポイント

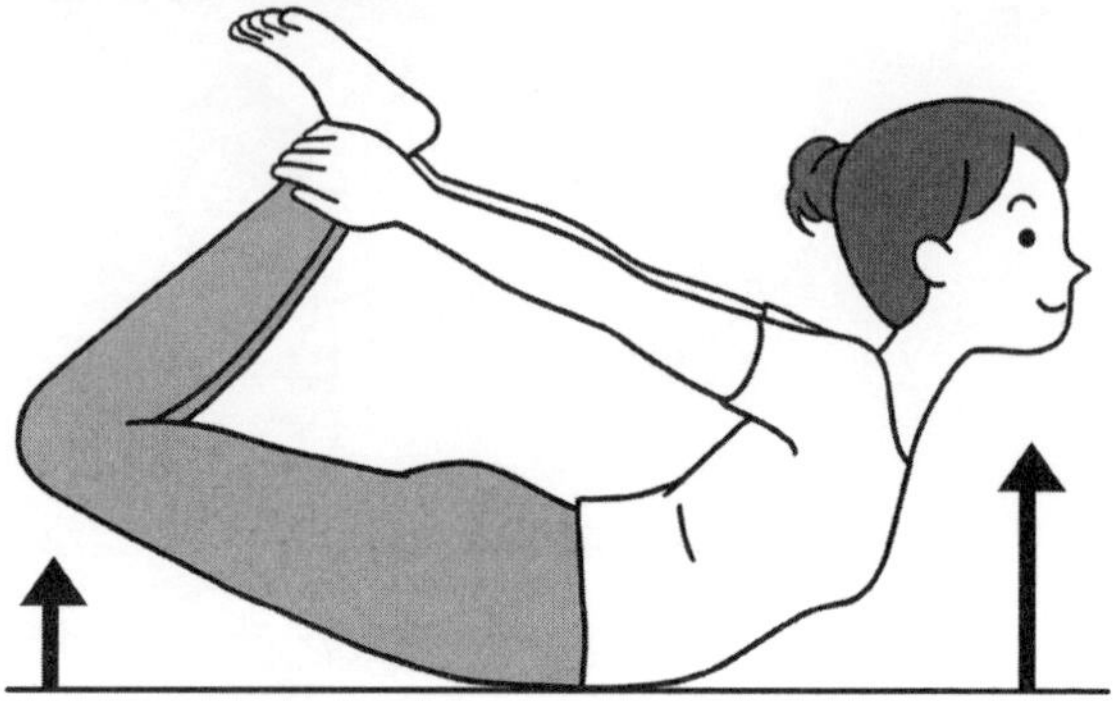

1. 息を吸いながら体を反らす

2. 息を止めて腹に力をこめる

3. 息を吐きながら元の姿勢に戻す

級	条件			○
10	準備運動	うつ伏せで足指裏のマッサージ、指間開きなど体の後ろで手を使用することに慣れる		
9	準備姿勢	両手で両足首をつかむ		
8	動作の理解	息を吐きながら全身を反らし胸を張る（完成ポーズではしばらく自然呼吸）		
7	あごとひざが	5cm程	床から離れる	
6	〃	10cm程	〃	
5	〃	15cm程	〃	
4	〃	20cm程	〃	
3	〃	25cm程	〃	
2	両ひざを閉じてできる		余裕なし	
1	〃		余裕あり	

まず、昨年できた級まで○印、今年できた級は◎印を記入

8 コブラ→大コブラ→ネコのポーズ cobra→big cobra→cobra→cat

分類 **反り**

（体を反らす３つのポーズを連続させました）

効果

消化・排泄能力を高める

方法とポイント

（準備）→
わきの下に
手の平を置き
顔を伏せて
息を吐ききる

（完成）
息を吸いながら
顔・上体を背骨
の力だけで上げ
ていく。
腰を上げないで
天井を見つめ止
息してしばらく
保つ。

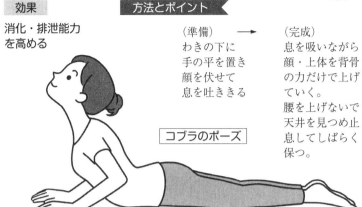

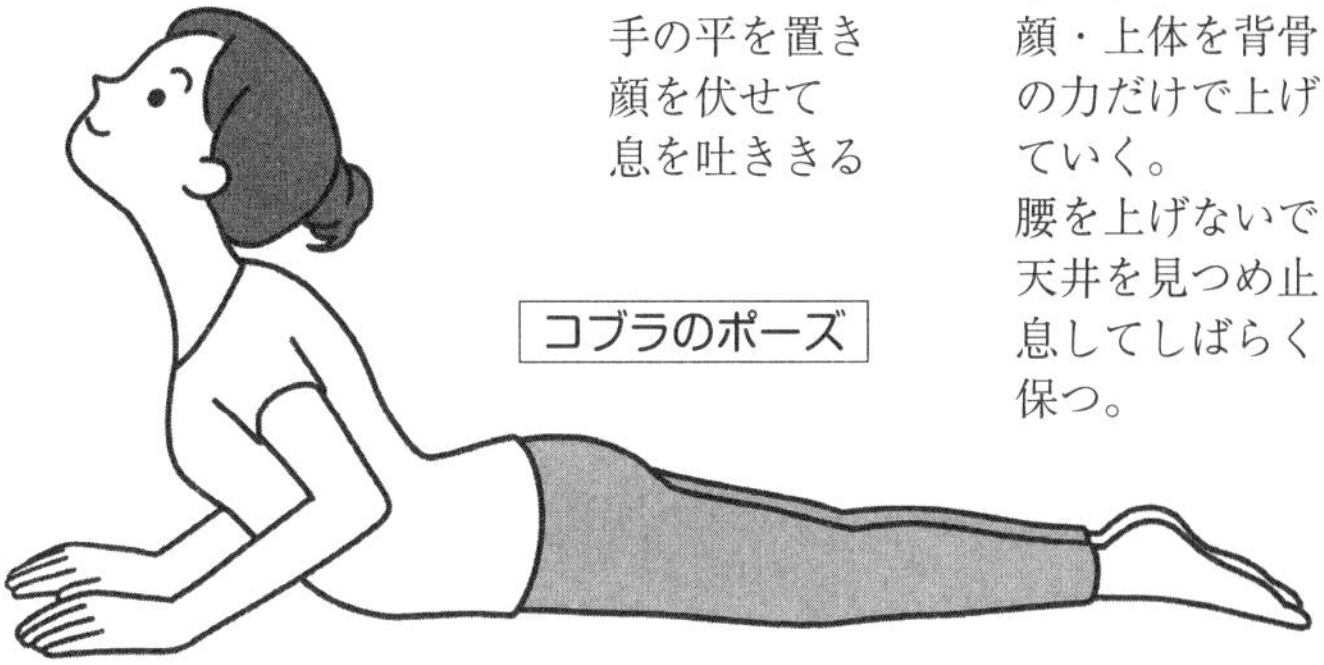

コブラのポーズ

級	条件			○
10	準備姿勢	わきの下に両手の平を置き 顔を伏せて息を吐ききる	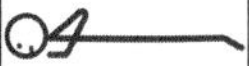	
9	コブラ	息を吸いながら、顔・上体を 背骨の力だけで上げていく	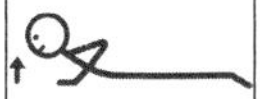	
8	〃	目は天井、ヘソは床から離れない 程度で止息して、しばらく保つ	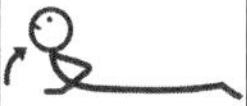	
7	大コブラ	息を吐きながらひじを伸ばし反らす	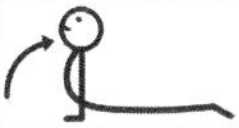	
6	〃	おもいきり反らしたり、 少しゆるめたりしながら自然呼吸	〃	
5	ネコ	息を吸いながら お尻を上げて四つんばいに	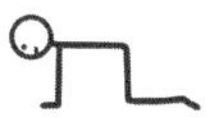	
4	〃	息を吐きながら 腕を前に伸ばし上体を反らす	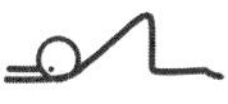	
3	コブラ→大コブラ→ネコ ３つのポーズの連続動作がなんとかできた			
2	呼吸に合わせて動作ができる		余裕なし	
1	〃		余裕あり	

まず、昨年できた級まで○印、今年できた級は◎印を記入

9 空見のポーズ look the Sky

分類 **反り**

効果

全身の血行促進

方法とポイント

「わり座」

①

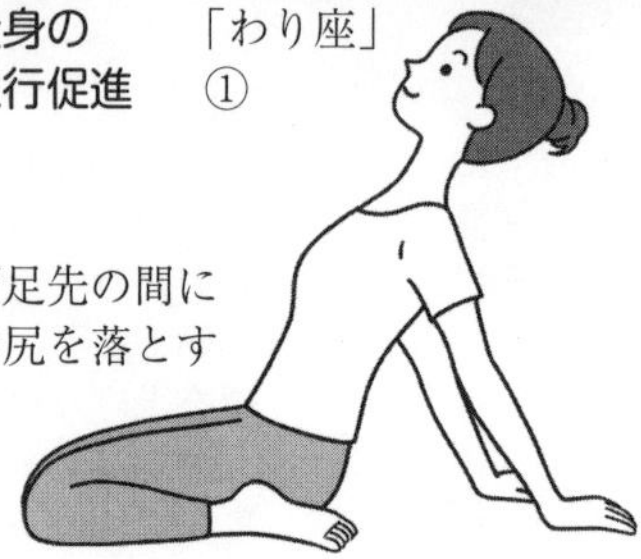

両足先の間にお尻を落とす

②
ゆっくり倒して
ひじを床につける

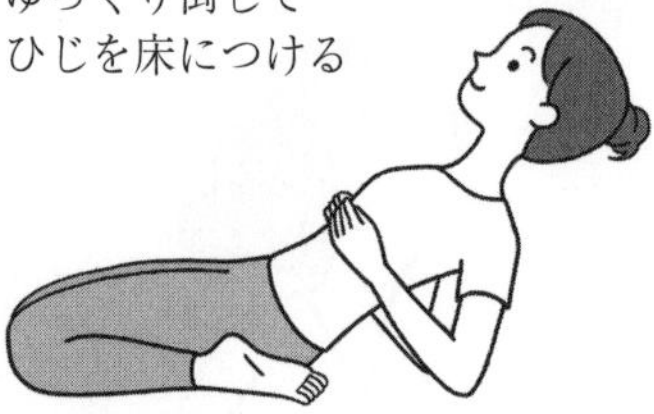

③
両ひざをつけひざが
床から浮かないように

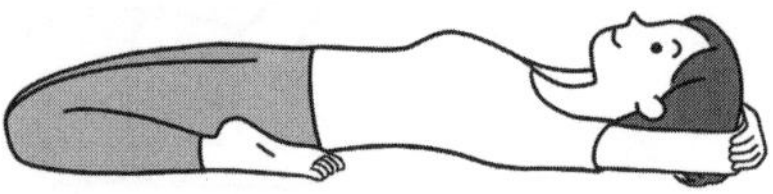

級	条件				○
10	わり座ができない	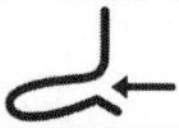	あと10cmほどでお尻がつく		
9		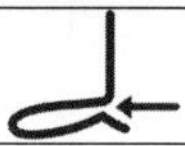	あと5cm以内でお尻がつく		
8	わり座ができる	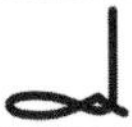	なんとかわり座ができる		
7		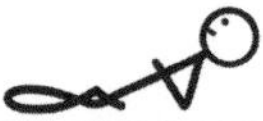	両ひじをついて支えられる		
6	寝ることができる	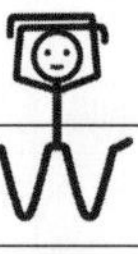	両膝の距離10cm以上	どうにか	
5			〃	余裕	
4		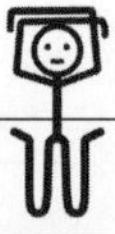	両膝の距離握りこぶしほど	どうにか	
3			〃	余裕	
2		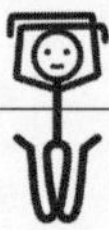	両膝がつく	どうにか	
1			〃	余裕	

まず、昨年できた級まで○印、今年できた級は◎印を記入する

10 逆さか立ち shoulder-stand

分類 **逆転**

効果

新陳代謝をよくする

方法とポイント

①両足をそろえて仰向けに寝る（手は体に沿わせ、手の平は下向き）
②両足を床と直角まで上げる
③（息を吐きながら）腰を上げ足の線が床と平行以上に

④ひじを曲げて肋骨の背部に当て膝を折り、上体を垂直に

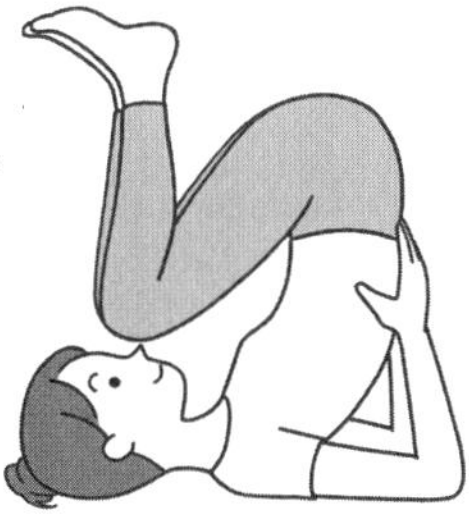

⑤足を伸ばして腹式呼吸

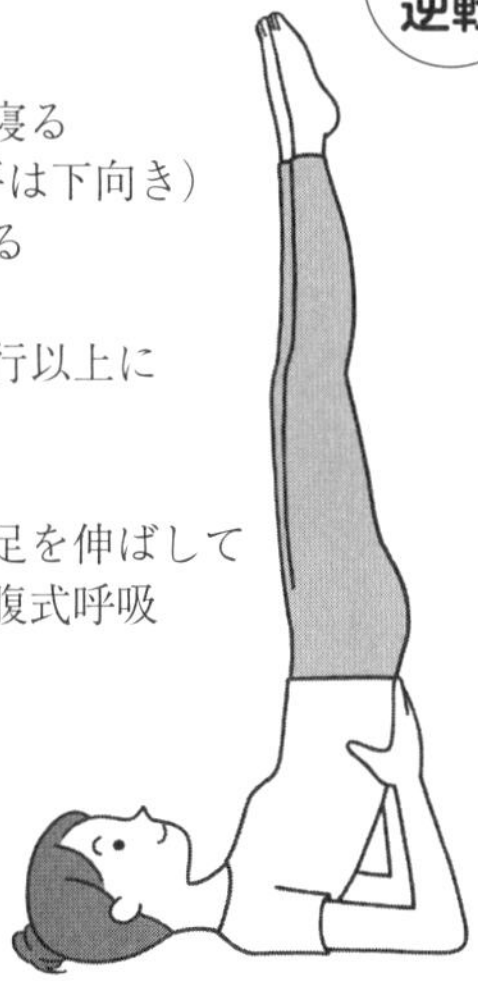

級			条件	○
10	「鋤（すき）のポーズ」と同じ		転がったいきおいで瞬間的にでも腰が上がる	
9			誰かに腰を支えてもらって保てる	
8		自分で腰が上げられる	手で腰を支えて	
7			手で腰を支えなくても	
6			足が床と平行になる	
5			足先がもう少しで床につく	
4	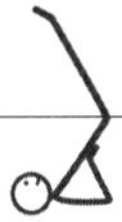		手で背中を支えて、脚を上に伸ばす（まだ腰はくの字に曲がっていても良い）	
3			体をほぼ一直線に保てる	
2	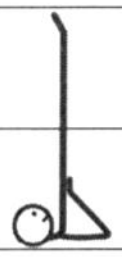		体を一直線に保てる（余裕なし）	
1			体を一直線に保てる（余裕あり）	

まず、昨年できた級まで○印、今年できた級は◎印を記入

11 鋤《すき》のポーズ Plow

分類 **逆転**

効果

筋肉を伸ばし、
内臓の疲れを取る

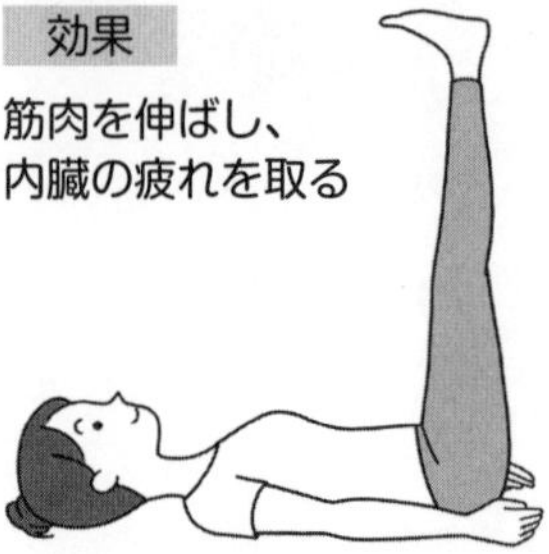

方法

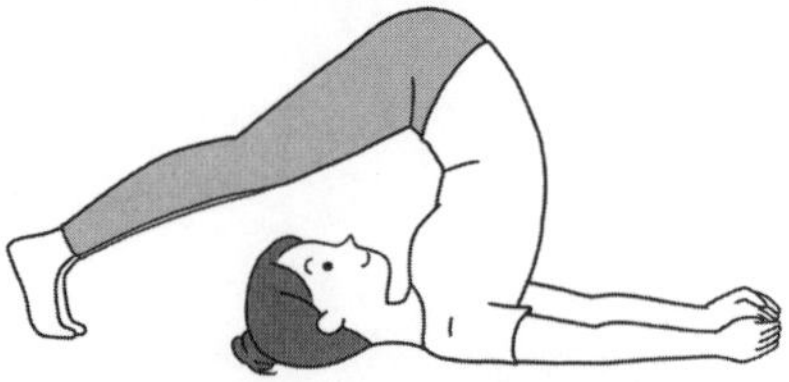

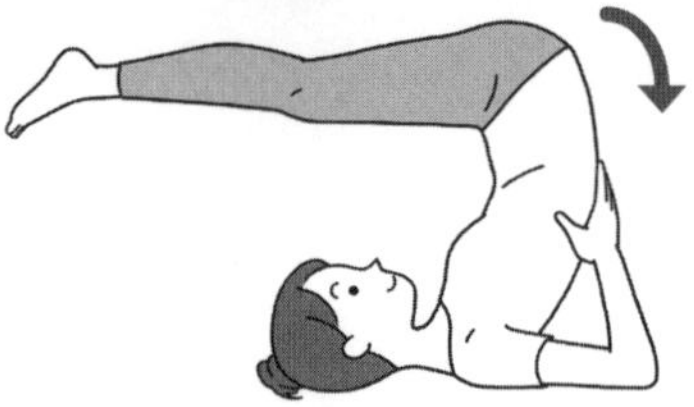

腰の上がらない人は両手で腰を支えて上げる。足が床につかなくてもひざ、アキレス腱を伸ばし、つま先を床に近づけようとするだけで効果がある。

級	条件			○
10	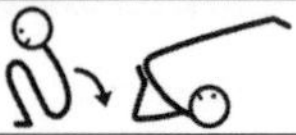		転がったいきおいで瞬間的にでも腰が上がる	
9	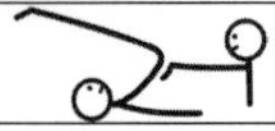		誰かに腰を支えてもらって保てる	
8	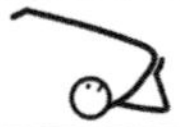	自力で腰が上げられる	手で腰を支えて	
7	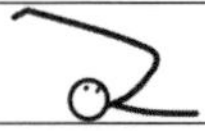		手で腰を支えなくても	
6	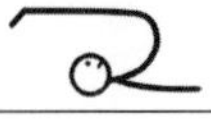		足が床と平行になる	
5	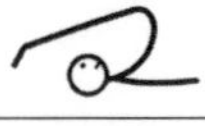		もう少しで床につく	
4	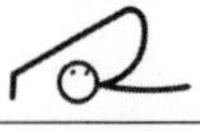	足先が床につく	手はそのまま	
3	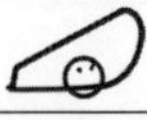		手で足先をつかむ	
2	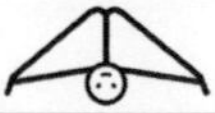		足先をつかみ開脚	
1	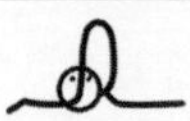		足を曲げ、膝を床につける	

まず、昨年できた級まで○印、今年できた級は◎印を記入する

12 赤ちゃんのポーズ→起き上がり Baby → Sit up

分類
体幹

効果

体幹を鍛える

方法

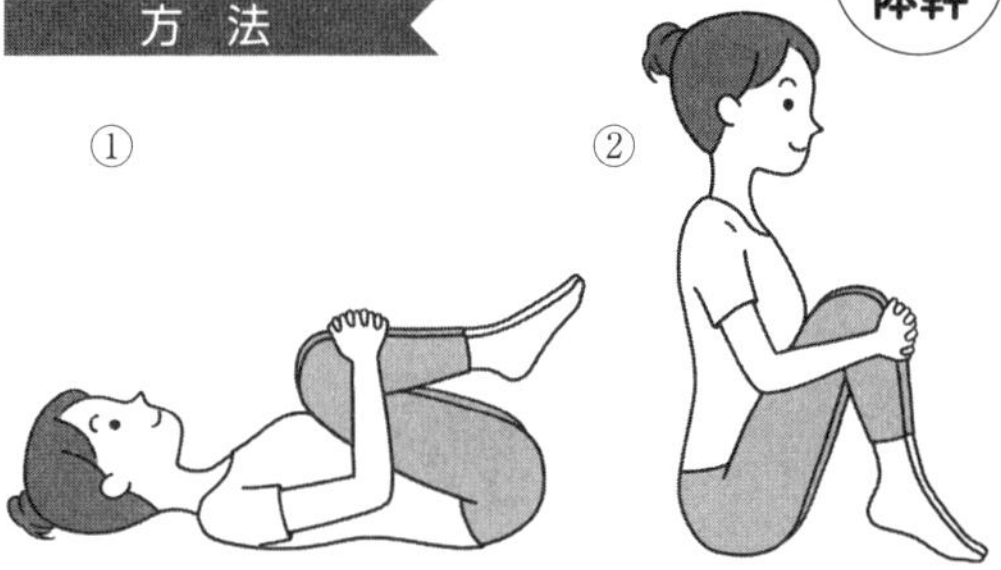

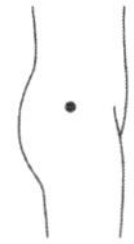

丹田《たんでん》という臓器や筋肉は存在しません。丹田という意識的存在がそこにあります。

最終目標 反動を使わないで背骨と腹筋の力だけで起き上がる
練習方法 ①の姿勢で頭とお尻を上げて「ゆりかご」のように前後にゆり動かす
練習をくり返すことでだんだんと丹田に力を集約できるようにしていく

級			条件		○
10	準備運動	脚の引き寄せ	片脚のひざを両手でかかえ、胸に引き寄せる		
9	準備運動	脚の引き寄せ	もう一方の脚も同様 (やりにくい方を意識して練習する)		
8	準備運動	脚の引き寄せ	両ひざをかかえて胸に引き寄せる		
7	「赤ちゃんのポーズ」で「ゆりかご」のように前後にゆする（背中のマッサージ感覚で気持ちよく行う）				
6	反動利用		「起き上がる」練習をする		
5	反動利用		「起き上がる」ことができた		
4	反動利用せず		背骨の力だけで「起き上がる」練習をする ポイント 脚を強く引き寄せる、腹筋を使う		
3	反動利用せず		もう少しで起き上がれる		
2	反動利用せず		起き上がれる	余裕なし	
1	反動利用せず		起き上がれる	余裕あり	

まず、昨年できた級まで○印、今年できた級は◎印を記入

13　乙女のポーズ　Virgin

分類
反り

効果

呼吸を
強くする

方法とポイント

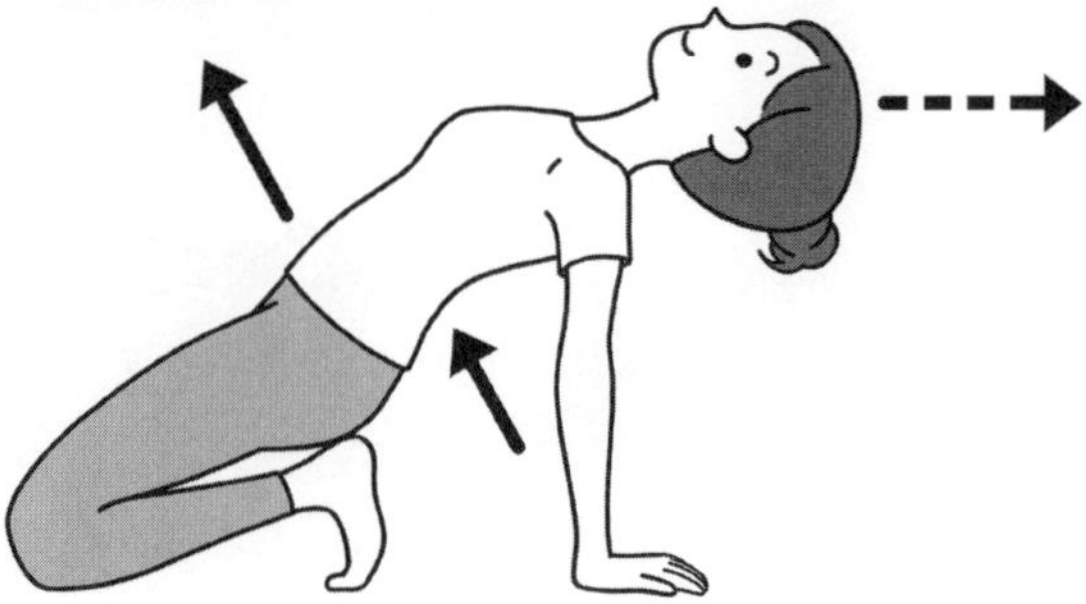

一度息をいっぱい吸いクムバク（止息）して
精一杯体を反らす。
吐きながら体をゆるめる

級	条件		（ひざの方向）		○
10	スタート姿勢	「体操すわり」で手の平を後方につく	↑	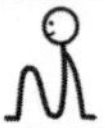	
9	ひざを前方に移動	お尻を上げる	↖	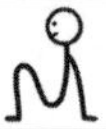	
8	ひざを前方に移動	ひざが腰より高い	↖	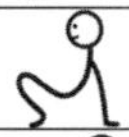	
7	ひざを前方に移動	ひざと腰が平行	←	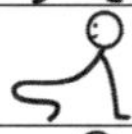	
6	ひざを前方に移動	ひざが腰より低い	↙	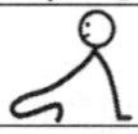	
5	ひざを前方に移動	ひざが床につく	↙	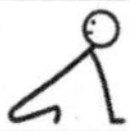	
4	完成ポーズ	上体を反らす（胸を張り 顔を後へ）	余裕なし	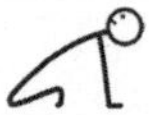	
3	完成ポーズ	〃	余裕あり	〃	
2	完成ポーズ	胸いっぱい息を吸ったり吐いたりできる	余裕なし	〃	
1	完成ポーズ	〃	余裕あり	〃	

まず、昨年できた級まで○印、今年できた級は◎印を記入

14 アームツイスト Arm-Twist

分類
上肢

右手首を上にした場合と逆の両方を行う

効果

腕を
強くする

方法とポイント

① 「前へならえ」
（上から見た図）

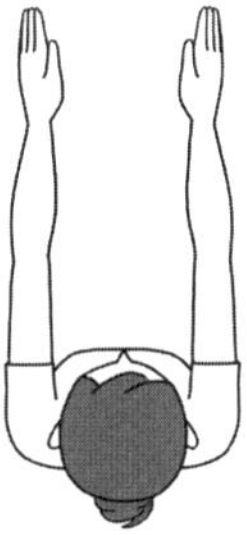

② 手のひらを内側に回して逆にする

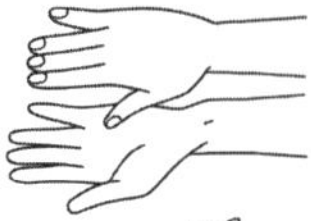

③ 手首をクロスして指と指を組む

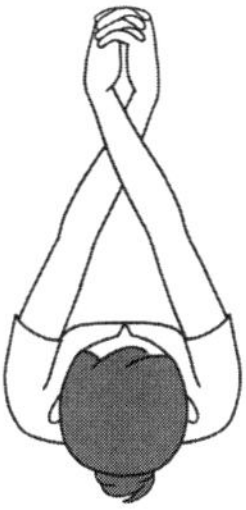

④

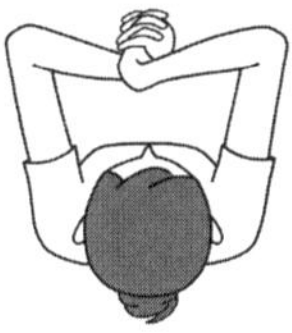

⑤ 内側から一回転しひじを伸ばす

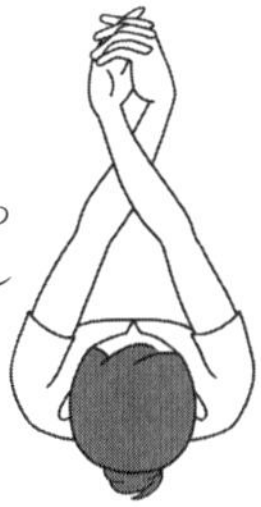

級		条件		○
10	準備姿勢	「前へならえ」の姿勢→手の平を返して外側に向ける		
9	準備姿勢	両手首をクロスして→指と指を完全に組む		
8		内側に回転させ、ひじを直角ぐらいに曲げる（ひじと手首がほぼ水平）		
7		手首がひじより高くなる		
6		手首が一回転している（ひじはまだ伸びない）手首がひじより前に出る		
5		手首、肩、腕で三角形ができる（ひじはまだ伸びない）		
4		もう少しでひじが完全に伸びる		
3	完成ポーズ	ひじが完全に伸びる	余裕なし	
2	完成ポーズ	〃	余裕あり	
1	完成ポーズ	そのまま、上下・左右・円運動ができる		

まず、昨年できた級まで○印、今年できた級は◎印を記入

15 ラクダのポーズ Camel

分類 **反り**

効果

解毒・利尿作用促進

方法

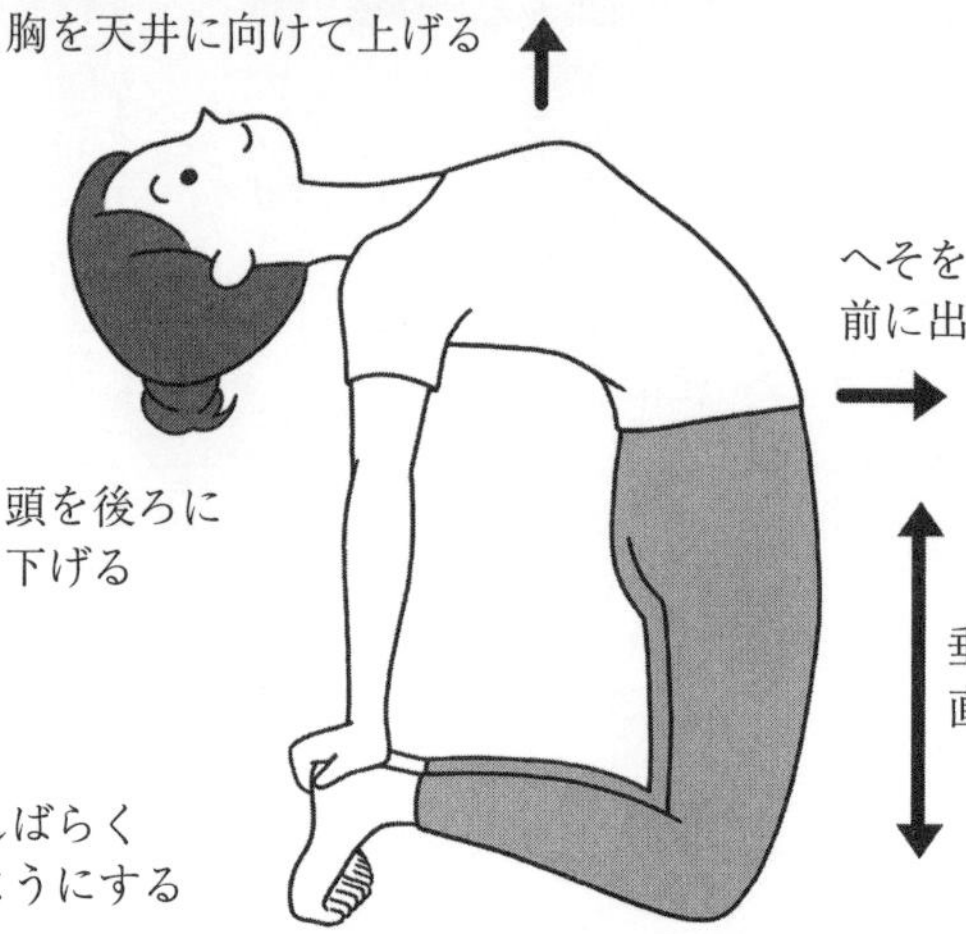

（呼吸）自然呼吸でしばらく続けられるようにする

級	条件			○
10	片手ラクダのポーズ	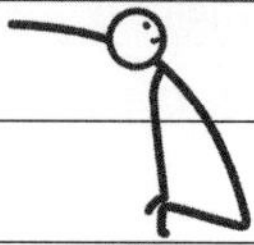	きつい	
9			なんとか	
8	両手は届くがほとんど反れない	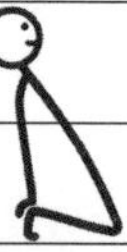	くるしい	
7			なんとか	
6	なんとか反れるが太腿が垂直にならない	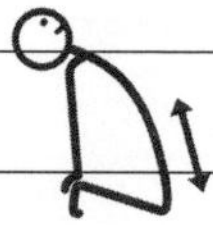	くるしい	
5			なんとか	
4			気持ちよくできる	
3	太腿が垂直に反れる	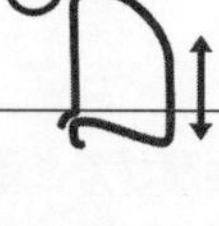	くるしい	
2			なんとか	
1			気持ちよくできる	

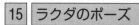

まず、昨年できた級まで○印、今年できた級は◎印を記入する

16 背中での合掌《がっしょう》 press my Hands together on the back

分類
上肢

効果

肩まわりの
血行促進

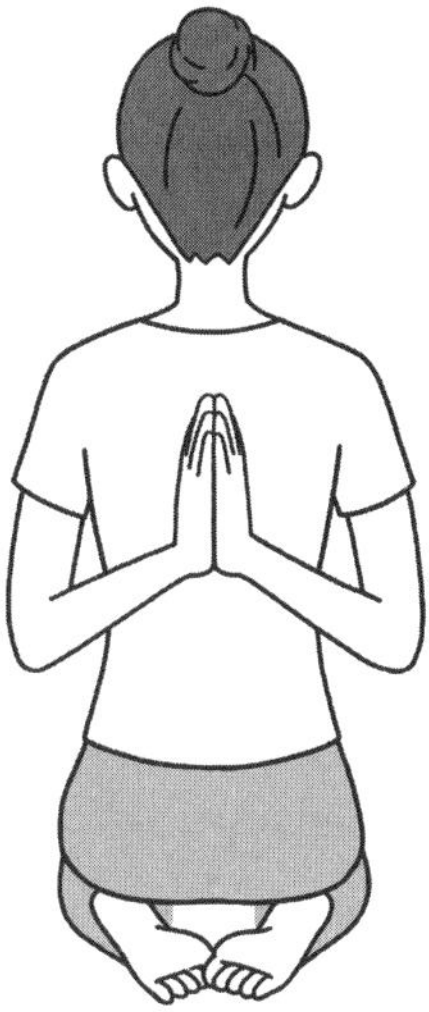

方　法

①苦手な人は、まずは
手の甲を背中につけるようにして
中指と中指が触れるよう練習する

②その後、評価票［6級］をめざす。
指先を合わせて上方へ
向ける

③練習あるのみ。
挑戦回数＝上達

級	条件			○
10	全然届かない（背中に手が回らない）			
9	届かない（数 cm 以上）			
8	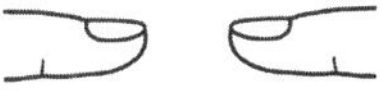	あと少しでさわれる（数 cm）		
7		指先と指先が触れる		
6	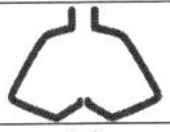	［指先］が合う		
5	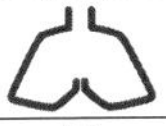	［指のまん中］あたりまで合う		
4	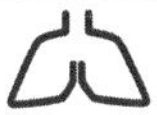	［指の根元］まで合う		
3	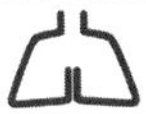	［手の平］がピッタリ合う	余裕なし	
2	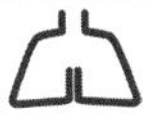	〃	余裕あり	
1	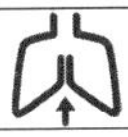	合わせた指先が首近くまで上がる		

まず、昨年できた級まで○印、今年できた級は◎印を記入

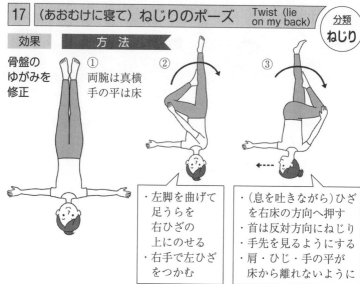

17 （あおむけに寝て）ねじりのポーズ Twist（lie on my back）

分類 **ねじり**

効果

骨盤のゆがみを修正

方法

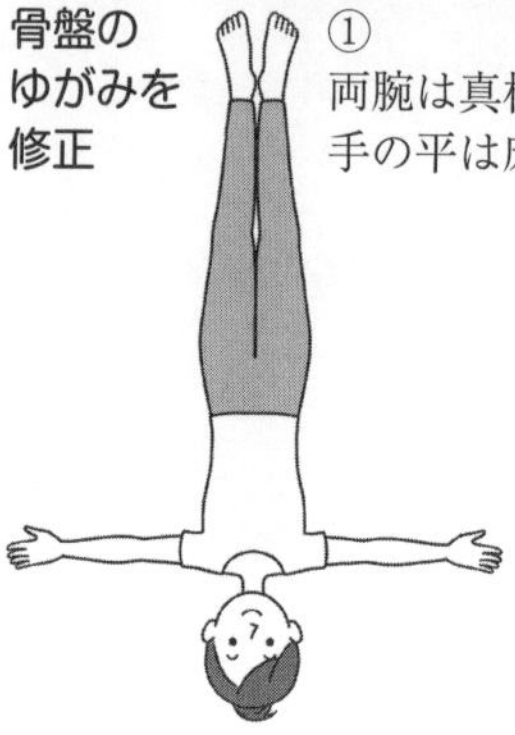

①
両腕は真横
手の平は床

②
・左脚を曲げて足うらを右ひざの上にのせる
・右手で左ひざをつかむ

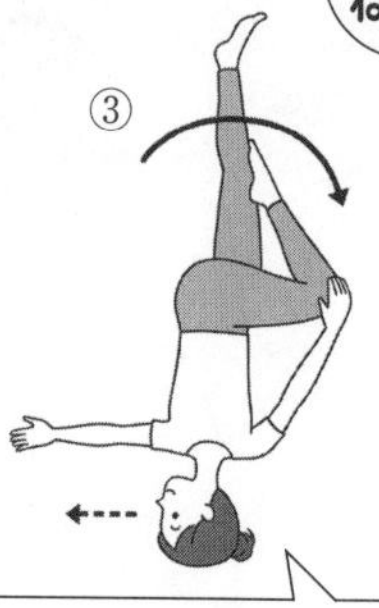

③
・（息を吐きながら）ひざを右床の方向へ押す
・首は反対方向にねじり
・手先を見るようにする
・肩・ひじ・手の平が床から離れないように

級	条件			○
10	準備姿勢	○両手を真横に伸ばし手の平を床につける ○片足を曲げて足うらをひざの上にのせる ○のせた足と反対の手でひざをつかむ		
9	動作の理解	○息を吐きながら、ひざを床の方向へねじる ○首は反対方向にねじり、手先を見る ○肩・腕・手の平が床から離れないように		
8	ねじれる角度	45°ぐらいまでねじれる		
7	ねじれる角度	45°～90°の中間ぐらいまでねじれる		
6	ねじれる角度	90°（床と平行）ぐらいまでねじれる		
5	ねじれる角度	もう少しでひざが床につく		
4	ひざが床につく	ひざが床につく	余裕なし	
3	ひざが床につく	〃	余裕あり	
2	ひざが床につく	手先を見ることができる	余裕なし	
1	ひざが床につく	〃	余裕あり	

まず、昨年できた級まで○印、今年できた級は◎印を記入

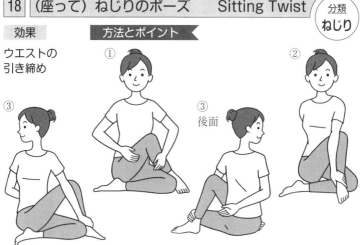

18 （座って）ねじりのポーズ　Sitting Twist

分類 **ねじり**

効果

ウエストの
引き締め

方法とポイント

①

②

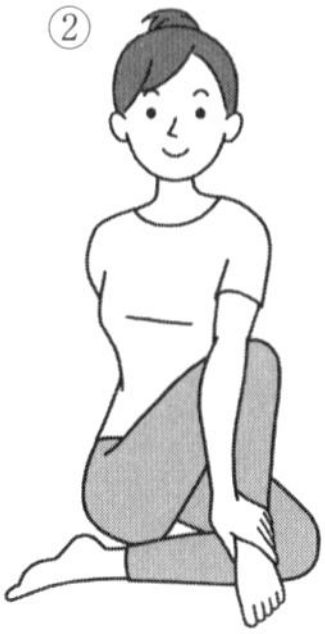

③

③
後面

級		条件		○
10	足を伸ばして	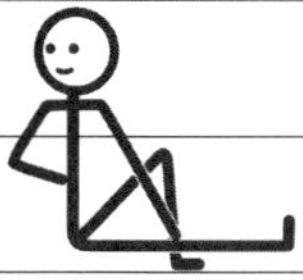	膝より手前の床に足をクロスして足裏全体をつける	
9	足を伸ばして		足と反対の腕のひじで、立てた足の膝の外側をおさえる	
8	足を伸ばして		そのひじを伸ばして足の甲（足首でもよい）をつかむ	
7	足を伸ばして		完成ポーズで左右ともねじることができる	
6	足を曲げて行う	（10級と同じ） ひざ越しに足裏全体をつける	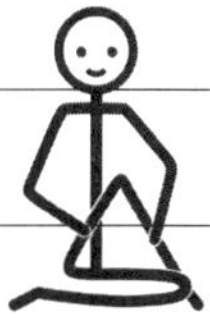	
5	足を曲げて行う	（9級と同じ） ひざの外側をおさえる		
4	足を曲げて行う	（8級と同じ） 足の甲（足首）をつかむ		
3	足を曲げて行う	（7級と同じ） 完成ポーズ　余裕　無	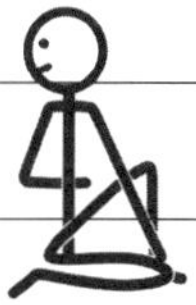	
2	足を曲げて行う	〃　〃　有		
1	足を曲げて行う	ひざの中に腕を通して 手を組む		

まず、昨年できた級まで○印、今年できた級は◎印を記入する

19 結跏趺坐《けっかふざ》 Cross my legs

分類 **座法**

効果

あらゆる疾病に効果！

方法

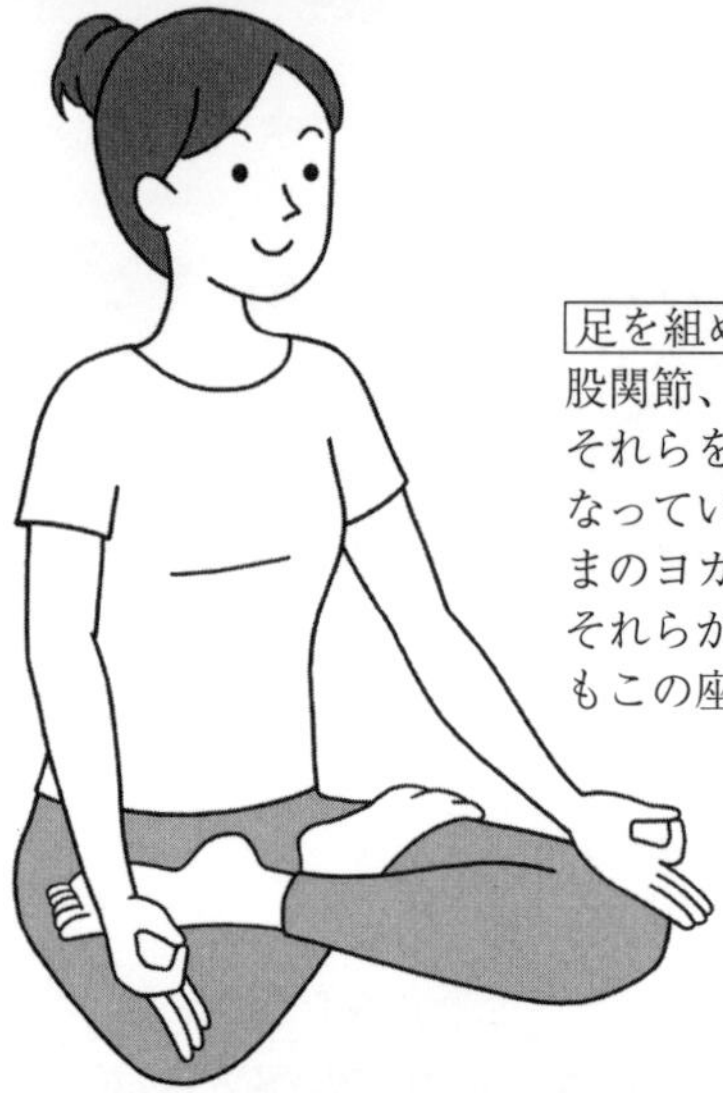

①両足をそろえて伸ばして座る。
②右足を左腿のつけ根にのせる。
③ついで、左足を右太腿のつけ根に深くのせる。
④足を組みかえて行う。

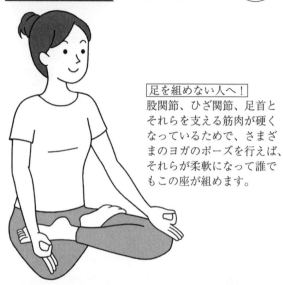

足を組めない人へ！
股関節、ひざ関節、足首とそれらを支える筋肉が硬くなっているためで、さまざまのヨガのポーズを行えば、それらが柔軟になって誰でもこの座が組めます。

級	条　件	○
10	腿のつけ根にのせた足のひざが床につく　片方だけ	
9	〃　(両足とも)	
8	合せきして、両ひざがほぼ床につけられる	
7	なんとか組めるが、うつぶせになると外れる	
6	うつぶせになっても外れない	
5	片手をまわして片足にさわることができる	
4	片手をまわして片足の親指がつかめる	
3	両足先が腿の外にはっきり出る	
2	両手をまわして両足にさわることができる	
1	両手をまわして両足の親指がつかめる	

まず、昨年できた級まで○印、今年できた級は◎印を記入する

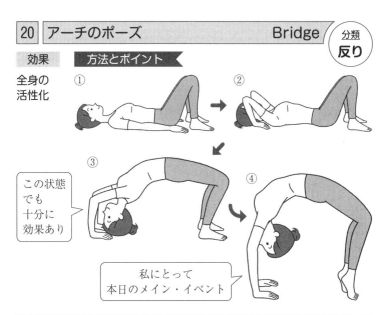

20	アーチのポーズ Bridge

分類 **反り**

効果

全身の活性化

方法とポイント

級			条件	○
10	頭が上がらない		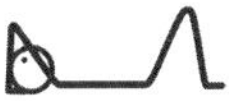 耳の横あたりで手の平全体を床につける	
9	頭が上がらない		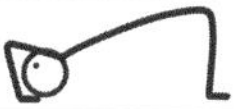 腰と肩を床から浮かせる	
8	頭が上がらない		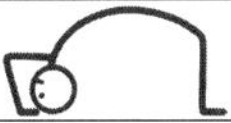 頭のてっぺんを床につける	
7	頭が上がる		一瞬でも上がるが保てない	
6	頭が上がる	少し浮く	床から5cmぐらいで保つ	
5	頭が上がる	少し浮く	〃　10cm　〃	
4	頭が上がる		かなり上がるが、ひじが伸びきらない	
3	頭が上がる	完成ポーズ	ひじが伸びる　余裕　無	
2	頭が上がる	完成ポーズ	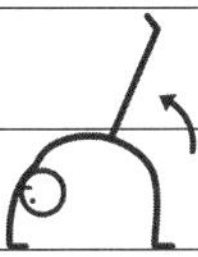 〃　〃　有	
1	頭が上がる	完成ポーズ	片足を上げる	

まず、昨年できた級まで○印、今年できた級は◎印を記入する

あとがき

本書は、私が手書きで作成したソロヨガのマニュアル本『ソロヨガ日記　２０２３』を元に、より一般の方々に向けて加筆・編集し、書籍化したものです。

21歳でヨガに出会い、独り、ソロヨガを続けて半世紀が過ぎ、自分がやってきたこと、感じたこと、気づいたこと、獲得したことを世の中の人々のために伝えていきたい、という気持ちが強く湧いてきました。

50年以上の濃密な体験から私が得たすべてのエッセンスをまとめたものが、この『いつでも、どこでも、一人でできる！　ソロヨガで生命エネルギーを高める』です。ソロヨガの効果から、方法、生活、考え方といったものまで、私が体で感じ取り、学んできたものが一通り網羅されています。

特に第3章のソロヨガ思考法は、ほぼ私の主観です。だからこそ読者の皆様には、自分が気に入り、心地よいと感じられる項目だけでも参考にして、生活に取り入れていただければありがたいのです。

ソロヨガの一番のポイントは「気持ちよく続ける」こと。自分が気持ちよいと感じられることだからこそ、毎日、コツコツと長く続けていくことができるのです。

継続は、力です。

私自身、毎日気持ちよくソロヨガを続けることで、いつの間にか自分で思ってもみなかったような、広大で無限の世界に入っていくことができました。

ソロヨガを通して個人の枠を超え、大きな世界に心身を広げていく創造的な体験ができるよう、心から祈っています。

自由気ままに生きる私を長年にわたって支えてくれた家族や、ソロヨガ活動を通じて出会った世界のすべての方々に感謝いたします。

2024年3月　ヨギー・タカ

著者プロフィール

ヨギー・タカ

・生年　1948年（昭和23年）
・出身県　愛知県
・学歴、職歴　愛知教育大学保健体育科卒業
名古屋市立小学校教諭（7年）
名古屋市立中央高等学校教諭（7年）
独立し、各種教室開催
2012年　株式会社設立、現在に至る

いつでも、どこでも、一人でできる！ソロヨガで生命エネルギーを高める

2024年4月15日　初版第1刷発行

著　者　ヨギー・タカ
発行者　瓜谷 綱延
発行所　株式会社文芸社
〒160-0022　東京都新宿区新宿1－10－1
電話 03-5369-3060（代表）
03-5369-2299（販売）

印刷所　図書印刷株式会社

ISBN978-4-286-24817-2